地域と職場で支える被災地支援

―心理学にできること

監修　日本心理学会　編者　安藤清志・松井豊

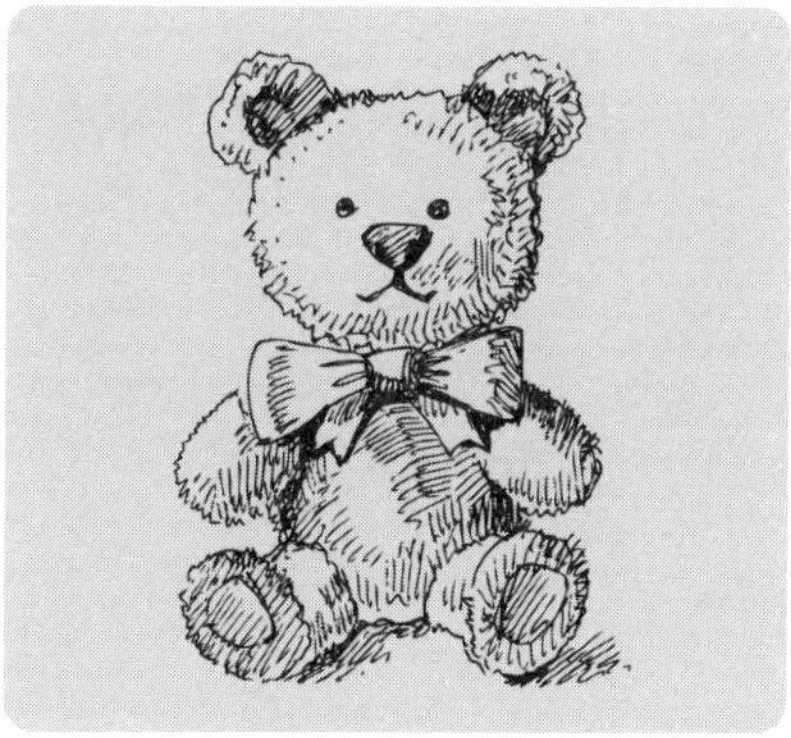

SHINRIGAKU SOSHO

日本心理学会

心理学叢書

誠信書房

心理学叢書刊行にあたって

日本心理学会では、２０１１年の公益社団法人化を契機として、公開シンポジウムの実施を拡充してまいりました。２０１５年度には、次の三つのシリーズを企画し、全国各地で総計28回のシンポジウムを開催するに至っています。

・教育や医療、司法等の現場における心理学の貢献を紹介する「社会のための心理学シリーズ」
・心理学の科学としての側面を中心に紹介する「科学としての心理学シリーズ」
・高校生や教員の方を対象として、様々な分野の心理学を紹介する「高校生のための心理学シリーズ」

いずれのシンポジウムも大変なご好評を頂いており、参加できなかった方々からも、講演の内容を知ることができないか、といったご要望を数多く頂戴しています。そうした声にお応えして、２０１４年から心理学叢書を上梓することとなりました。本叢書は、シンポジウムでお話しした内容をさらに充実させ、わかりやすくご紹介することを目的として、刊行されるものです。

編者や執筆者の方々はもちろんのこと、シンポジウムの企画・運営にお骨折り頂いた教育研究委員会、とりわけ、講演・出版等企画小委員会の皆様に厚く感謝申し上げます。

２０１６年５月吉日

公益社団法人日本心理学会
理事長　長谷川壽一

編者はじめに

２０１１年2月24日、それまで社団法人だった日本心理学会は、４月１日より「公益」社団法人として認可される、という通知を受けました。公益社団法人はその名称が示すように、「学術、技芸、慈善その他の公益に関する…（中略）…事業であって、不特定かつ多数の者の利益の増進に寄与する」という公益目的事業を行う団体です。したがって、この日は日本心理学会が、研究活動に加えてそれまで以上に、社会に貢献する団体として出発した日ということになります。東日本大震災が発生したのは、そのわずか2週間後のことでした。

理事会はいち早く、日本心理学会理事会声明をホームページに掲げ、本学会が心理学の知識を基礎にして災害復興に積極的に取り組む決意を表明しました。そして、主として心理学関係者が行う復興のための実践活動や研究に対して助成を行うために、特別委員会を設置して準備を進め、４月中旬に募集を開始する運びとなりました（助成総額は約１０００万円）。多くの応募がありましたが、委員会で慎重に選考を進めた結果、11のグループを採択することが決定しました。この中には、遺族への心理的支援や小学生の心のケアなど被災地での実践活動とともに、余震を持続的に経験することに伴う平衡感覚の異常、震災後の買い溜め、買い控え行動研究などの基礎的研究を行うグループも含まれていました。発災後約3カ月の時点でこうした実践活動や研究を費用の面でサポートできたことは、学会による復興支援のあり方の一つとして一定の価値をもつものと思われます。以後、現在に至るまで、助成額は少なくなったものの、毎年継続して同様の助成が続けられています。詳細については本学会ホームページの東日本大震災関連ページ（http://www.psych.or.jp/jishinjoho/index.

html）をご覧いただければ幸いです。

助成を受けたグループは、年次大会の会場に設けられた「特別コーナー」でのポスター発表や学会企画の公開シンポジウムにおいて、それぞれ活動を報告して参加者と意見交換を行ってきました。その後、これまで行われてきた実践活動や研究の成果をより多くの人に知っていただくために、書籍としてまとめることが検討され、最終的に本学会が監修する「心理学叢書」に2冊を加えることになりました。先行する本書には7つのグループの活動報告が含まれています。心理学の領域が多様であるように、各グループが取り組んだ内容や対象・方法はさまざまです。しかし、それぞれのグループが被災者支援に真摯に向き合い、難しい意思決定や試行錯誤を重ねて活動に励んだ姿が共通していることは、ご理解いただけるものと思います。

東日本震災から5年が経過したにもかかわらず、いまだに多くの方々が避難生活を余儀なくされています。また、最近では熊本・大分の地震災害が人々を苦しめています。こうしたことからも、日本において災害に関わる問題が、心理学が総力をあげて関わるべき重要な課題の一つであることは明らかです。前述の理事会声明では、「大震災を教訓に未来の防災のための研究を発展させ、社会の役に立つ実践に結びつけるように努力する決意」であることが述べられています。これからも、関心をもつ人々の輪を拡げ、「心理学ができること」を共に考え続けていきたいと思います。本書がそのきっかけの一つになれば幸いです。

2016年5月

安藤清志
松井　豊

目　次：地域と職場で支える被災地支援――心理学にできること

第2章 震災により死別・離別を経験した遺族への心理社会的支援

第II部　被災住民の身体と心を支える

第3章　避難してからは運動が身を守る　32

第4章　地震後に生じる心理ストレスと身体の揺れ　52

第III部　被災した災害救援者への心理支援

第Ⅳ部　被災者研究のあり方をめぐって

第7章　災害後のフィールドワークは復興に貢献できるのか　98

第Ⅰ部

地域と被災住民のレジリエンスを高める

第1章 住民とともに行う地域見守り活動

1 はじめに

本章は、東日本大震災の被災地において、私たちと住民が協同で行っている地域見守り活動について、その体制をどのように作っていくかという点から主に論じています。巨大災害に襲われた被災地では、被災者が少しでも安心して暮らせるようになるための働きかけが重要です。そのような働きかけの一つが、地域見守り活動です。以下、第2節では、巨大災害における地域見守り活動の重要性を述べます。第3節では、本章でとりあげる実践研究の現場を紹介します。第4節から第6節では、私たちが行ってきた地域見守り勉強会の経緯を、うまくいったこともいかなかったことも含めて書き記します。最後に第7節では、〈めざす〉かかわりと〈すごす〉かかわりという観点から、地域見守り勉強会の変化をまとめます。

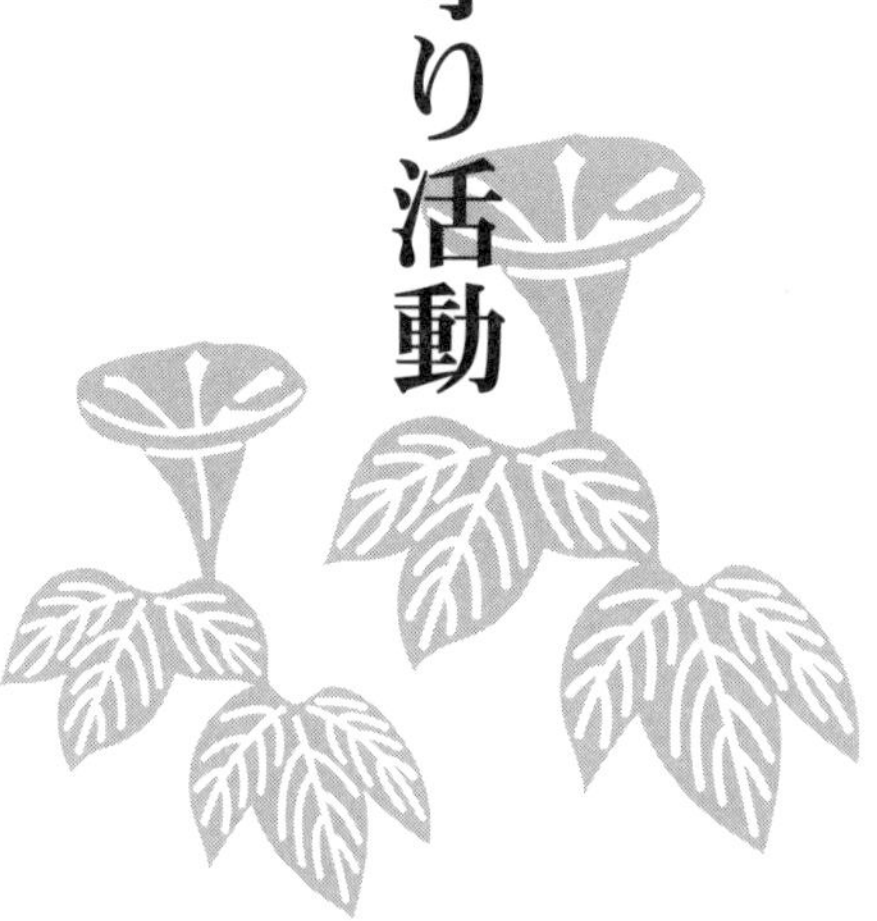

2 巨大災害と地域見守り活動

東日本大震災の被災状況

東日本大震災津波では、多くの家屋が全壊・流失し、多くの被災者が仮設住宅やみなし仮設での生活を余儀なくされました。特に被害の大きかった岩手、宮城、福島の３県では、12万２５３９棟の住家が全壊し（消防庁災害対策本部、２０１３年9月1日現在）、５万３２２２戸の応急仮設住宅が作られ（国土交通省住宅局、２０１３年４月１日現在）、みなし仮設に入居した件数は５万４９９７戸となっています（復興庁、２０１２年５月22日現在）（なお、みなし仮設とは、被災者がすでにある民間の賃貸住宅に入居した場合に、県がその家賃を負担し仮設住宅扱いとしたものです）。

仮設住宅での生活の長期化は、さまざまな問題をもたらします。最も懸念されるのは、孤独死の発生や孤立化ですが、それだけではありません。生活上のストレスもたまりやすくなります。広々とした一戸建てから手狭な仮設住宅に移れば、隣近所に対しても、家族のなかでも、お互いに気を遣わなければならない事柄はどうしても増えてきます。これまであまりなじみのなかった人々と、新たな人間関係を築いていく必要がある場合も少なくありません。住宅の復興が進み、仮設住宅を出て新たな住居に移る人が増えてくると、仮設に残る住民は不安感や取り残され感に苛まれがちですし、他方、仮設を出た人々にとっては新たなコミュニティづくりが課題となります。これらのことは、独り暮らしの高齢者など、災害時には援護が必要となる人にとって特に深刻ですが、一般の被災者にとっても切実な問題です。

地域見守り活動

巨大災害の被災者、特に仮設住宅やみなし仮設の住民が、安心して暮らせるための支援の一つに、地域見守り活動があります。被災地域における地域見守り活動とは、被災世帯を戸別訪問し、安否確認をしたり、相談に応じたり、話し相手として寄り添う活動です。孤独死を出さない、孤立化を防ぐことが、地域見守り活動の最も重要な目的ですが、それにとどまらず、被災者の生活を少しでも潤いあるものにすることが地域見守り活動の役割であると私は考えています。

3　実践研究の現場と研究手法

岩手県野田村

この実践研究の現場である野田村は、三陸沿岸北部の小さな村で、東日本大震災の津波で壊滅的な被害を受けた市町村のなかでは、最北に位置します。震災当時の人口は４８４９人（１６７４世帯）、２０１０年における高齢化率は30・11％でした。東日本大震災津波では、37名（うち村民28名）が亡くなりました。また、市街地が広範囲にわたって流失し、住宅の被害は全壊３１１棟、大規模半壊１３６棟、半壊32棟、一部損壊36棟に及びました。全世帯の４分の１以上が住宅を失ったわけです。避難所へ避難した人数は、ピーク時で約９百人を数えました。

仮設住宅は、村内５カ所に計２１３戸が建設されました。２０１１年５月中旬には、第一期仮設住宅として、野田中学校仮設住宅（１２８戸）が完成しました。続いて7月上旬には、第二期仮設住宅として、門前小路、泉沢、米田、下安家の４カ所（計85戸）が完成しました。このほか、村内あるいは近隣の市町村のみなし仮設に入居した被災者も数多くいます。

野田村は30の地区からなっています。伝統的に、地区ごとのまとまりや所属意識は強いといいます。地区によっては津波で大きな被害を受け、なかには全戸が流失し全滅してしまったところもあります。一部地区については、２０１１年11月に定められた「野田村東日本大震災津波復興計画」で居住禁止区域に指定されたため、もとの地区に戻ることはできなくなりました。５つの仮設住宅への入居の割り当てについては、被災者の意向を聞き、もともと同じ地区の住民が同じ仮設住宅になるようにするなど、地区のまとまりを維持するよう配慮がなされました。ただし、なかには住民の多くが別の地区の出身で、お互いにほとんど知らないというケースもありました。

災害ボランティア・ネットワーク「チーム北リアス」

本章で紹介する地域見守り活動および勉強会は、「チーム北リアス」という災害ボランティア・ネットワークの活動の一環です。ここではチーム北リアスについて簡単に紹介します。

チーム北リアスは、震災直後から野田村で復興支援活動を行っていた、弘前市、八戸市、関西の有志が中心となって結成されたボランティア・ネットワークです。（結成の経緯や活動内容について、詳しくは渥美[1]、永田[3]を参照してください）。主な構成メンバーは、チームオール弘前（弘前大学、弘前市、弘前の市民団体、弘前市社会福祉協議会の合同チーム）、八戸高専、日本災害救援ボランティアネットワーク、京都大学、大阪大学、関西学院大学など多様です。そして、それぞれがその特徴や専門性・得意分野を活かして、復興支援のために多様な活動を行ってきました。私は、共同代表の一人として、チーム北リアスの活動に深く関わっています。

チーム北リアスは、活動の初めの頃から、野田村の住民との協同や交流を重視していました。その点で大きかったのは、２０１１年８月に現地事務所をオープンしたことです。野田村の住民である貫牛利一氏の厚意で、自宅の敷地にプレハブの事務所を設置させてもらったのです。現地事務所は、主に学生ボランティアが宿泊する拠点として、また、被災者と交流する場所として機能するようになりました。また、貫牛氏がチーム北リアスの現地事務所長として活動の一翼を担うようになり、より地域の実情をふまえた活動ができるようになりました。

アクションリサーチ

本章は、私もチーム北リアスの一員として、野田村での復興支援の活動、なかでも地域見守り活動に積極的に関わった「アクションリサーチ」に基づいています。アクションリサーチとは、研究と実践が一体となった研究アプローチで、研究者と現場の当事者が協同で（つまり、一緒に考え行動しながら）現場のベターメント（改善・改革）を目指します。ですから何がベターメントなのかという価値の問題も深く関わってきます。アクションリサーチは、研究者が研究対象を客観的かつ中立に観察するという自然科学的なアプローチとは大きく異なっていますが、心理学（を含む人間科学）の重要な研究アプローチです。アクションリサーチに興味のある方は、矢守[6]を参照ください。

先に述べたように、筆者は、チーム北リアスの活動にも、その一環である地域見守り活動にも中心的に関わり、野田村の人々と協同で地域見守り活動のベターメントを目指していきました。そうした協同の場となったのが、「地域見守り勉強会」です。次節からは、筆者のフィールドノーツ（現場の観察や活動の記述）、関係者へのフォーマル／インフォーマルなインタビュー、地域見守り勉強会の議事録、関連の資料に基づいて、地域見守り勉強会の経緯を述べていきます。

4　地域見守り勉強会のきっかけ

野田村の地域見守り活動

野田村で地域見守り活動の中心を担うのは、社会福祉協議会（社協）です。震災以降、仮設住宅・みなし仮設あわせて約260世帯を対象に、震災後に公募で採用された4名の生活支援相談員が、2人1組で戸別訪問を行ってきました。訪問頻度は基本的に月1回ですが、独り暮らしの高齢者の世帯などについては、1週間から2週間に1回の頻度で訪問してきました。訪問日時は、社協の勤務時間に合わせて、平日の9時から5時までです。少し長くなりますが、戸別訪問に同行した学生ボランティアの記録を引用します。

「生活支援相談員による地域見守り活動に実際に筆者も同行させていただいた。この日の訪問先は野田村で最大規模の仮設住宅である野田中仮設であり、対象世帯は、あまり心配する必要のない世帯、つまり、仕事についている人や家族暮らしの人である。1回の訪問で7～15軒ほど回り、地域見守り活動に行く前には、前回の訪問記録を確認し、その際の会話の内容や様子などを把握しておく。そして、1日の終わりにはその日の地域見守り活動の訪問記録をつけ、翌朝生活支援相談員4人で情報共有および意見交換を行う。平日の昼間ということもあり仕事等で不在の方もいるが、畑仕事や自営業などで所在が分かり、邪魔にならないようであったら、畑や店まで訪問する。訪問の際には、村による復興計画や制度の周知、それぞれの家庭の復興状況などの聞き取りを雑談を交えながら行っていく。この際に話した内容を次回の訪問の際に再度取り上げることで、復興の進捗具合も分かってくるということである。各世帯での訪問時間は5分～30分ほどであった。この日同行させていただいた生活支援相談員は野田村で育った方であり、訪問先の人と馴染みもあるということで、事務的な制度の周知だけでなく野田村についてなどの雑談を交わすことによって、お互い信頼関係を築いていっているように思われた[5]」

他方、チーム北リアスは、震災直後から、被災者への寄り添いを活動の一つの柱として位置づけてきました。特に仮設住宅では、炊き出し、茶話会、物資の配布といったかたちで、被災者とボランティアの交流を重視する寄り添いを行いました。こうした活動とともに、仮設住宅での戸別訪問もしばしば実施しました。戸別訪問の中心を担ったのは、主に関西からの学生ボランティアであり、仮設住宅の住民も遠くから来た学生との会話を楽しんでいたようです。また、チーム北リアスは、泉沢仮設住宅において、２０１１年11月から月例の交流会を開催してきました。交流会を継続したことで、ボランティアと住民が顔見知りになり、震災のことや、これからの生活について、深い話ができるようになっていきました。

1通の手紙から

私たちが社協らと一緒に地域見守りについて情報交換、意見交換をする場を作りたいと考えるようになった直接のきっかけは、２０１２年1月に1通の匿名の手紙が届いたことでした。そこにはおおよそ次のようなことが書かれていました。「ボランティアの皆さんは、被災者は仮設住宅にしかいないと思っているようだが、みなし仮設の被災者も苦しんでいる。みなし仮設の被災者も視野に入れて活動してほしい」。これはまことにもっともで、チーム北リアスでは、これまでの活動がほぼ仮設住宅に限られていたことを反省し、みなし仮設でも寄り添い活動や戸別訪問を行おうと考えました。しかしながら、みなし仮設は震災後に建設された仮設住宅とは違って普通の民家であり、そもそもどこにみなし仮設があるのかがわかりません（個人情報保護の壁があり、外部ボランティアにとっては調べようもありません）。そこで、社協の協力を得て、4名の生活支援相談員とチーム北リアスのボランティアが連携し、仮設住宅および野田村と久慈市のみなし仮設全世帯を戸別訪問し、ちょうどバレンタインデーの時期だったので、バレンタインチョコとチーム北リアスを紹介するチラシを配布する機会を作りました。

　このような連携を深め、地域見守り活動を充実させていくことを目的として、チーム北リアスから社協に、地域見守り勉強会を定期的に開催することを打診しました。社協の側でも、さまざまな外部ボランティアの受け入れを担当していることから、ボランティアとの連携は有意義だと考えたそうです。かくして地域見守り勉強会がスタートしました。目的として掲げたのは、「『いま-ここ』で営まれている仮設住宅などにおける生活が、少しでも充実することを目指した見守り活動を行う」ことと、「希望のもてるコミュニティ作りを一緒に行う」ことです。当初の主な参加メンバーは、社協（生活支援相談員）、地域包括支援センター、村役場の保健師、チーム北リアスでした。

5　地域見守り勉強会の初期の経緯と「失敗」

　本節と次節では、地域見守り勉強会の経緯を記していきます。紙幅の都合上、ここでは社協とチーム北リアスの関係を中心に、2014年までの経緯を二つの時期に分けて記述します。より詳しくは、永田[4]を参照してください。

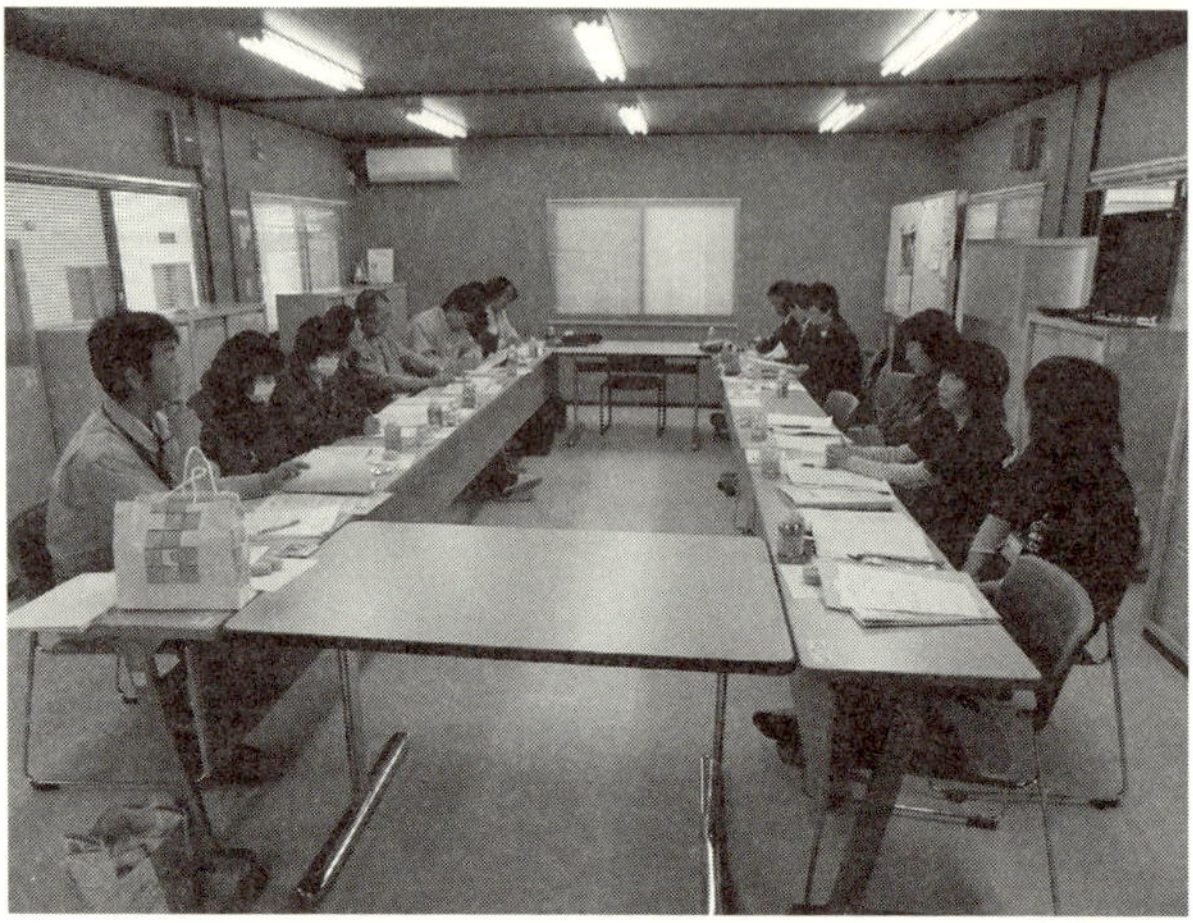

図1-1　見守り勉強会の様子

第1回の地域見守り勉強会は、2012年5月に開催されました。以降、ほぼ月1回のペースで開催されますが、2012年10月を最後に中断してしまいます。ここでは初期の経緯とその「失敗」について振り返ります。

初期の地域見守り勉強会

第1回の勉強会では、参加した各団体による活動紹介が行われ、月1回ペースで勉強会を開催していくことが了承されました。その後、第2回から第4回の勉強会では、あらかじめ設定したテーマでグループ・ディスカッションあるいはフリーディスカッションを行いました。テーマは「災害時における被災者支援について」（第2回）、「支援やボランティア活動について、参加者から出されたテーマに沿って対応策を話し合う」（第3回）、「訪問時の気づき、声掛けなどについて」（第4回）でした。これらはいずれもチーム北リアス側がテーマを決め、準備をするなど、実質的にボランティア主導の勉強会となっていました。

このボランティア主導という面が最も強く出たのが第5回勉強会でした。いわば拡大勉強会として、2007年中越沖地震の被災地である刈羽村社協の元生活支援員2名を講師として招き、地域見守り活動に関して、復興の推移に応じてどのような課題が生じてくるか、それに対してどのような支援が必要となるかについて、具体的かつ詳細に話してもらいました。さらに野田村の生活支援相談員の戸別訪問に同行してもらい、戸別訪問のやり方や実施体制についてさまざまな改善策を提案してもらいました。

この勉強会は、生活支援相談員の方々にとってはよい刺激になったようです。事後のインタビューでも、「さまざまな具体的な支援のやり方が大変勉強になった」、「自分自身この1年悩んだり模索したりの毎日だが、間違ってないよと言ってもらえてほっとした」などの声が聞かれました。ただし、提案された改善策（例えば、夕方5時以降や土日にも戸別訪問し、より多くの仮設住宅の住民と接点をもてるようにする、など）については、実施が試みられたものの、生活支援相談員の勤務形態など社協の戸別訪問の実情に合わず、取り入れられることはありませんでした。

ボランティア主導の問題

このように初期の勉強会は、ボランティア主導の面が色濃いものでした。もちろんチーム北リアス（私を含めて）としては、それが地域見守り活動のベターメントにつながると信じて行ったことです。しかし、当たり前のことですが、地域見守り勉強会や見守り活動の中心は、本来、社協です。にもかかわらず、社協には社協の物事の進め方ややり方があることを十分に尊重せずに、外部のやり方を押し付けたことが問題だったと考えられます。もう一つ、時期の問題もあります。社協自体、津波で事務所が流され、プレハブの仮設事務所で業務を行っており、生活支援相談員をはじめ新規メンバーを多数迎えて、業務を何とか軌道に乗せていこうとしている状況でした。そのようななか、チーム北リアスからの働きかけは、時期尚早、過剰な干渉と受け止められたかもしれません。

第5回勉強会を最後に、勉強会はしばらく中断されてしまいます。このような経緯を先に「失敗」と表現したわけです。実際、社協のリーダーは、後で振り返って、「勉強会を開催する意義や必要性に疑問を感じるようになった」と述べています。

6 地域見守り勉強会の立て直し

勉強会の再開と経緯

チーム北リアスとしては、地域見守り勉強会をぜひ再開、継続したいと考えていました。そこでボランティア主導が行き過ぎたことを反省し、社協との「連携」を強く打ち出すことにして、「目の前の具体的な課題を共有し対処する」ことを勉強会の方針にしました。幸いこの方針は社協にも受け入れられ、２０１３年5月、勉強会が再開されました。

それから約1年間の勉強会では、生活支援相談員が日々の戸別訪問からすくいあげた「目の前の具体的な課題」に取り組みました。特に力を入れて取り組んだのは、次の二つです。一つは、引っ越し支援ボランティアの体制をどのように作るか、です。災害公営住宅などの建設が進み、仮設住宅やみなし仮設を出て新しい家に移る人が徐々に出てくるなか、引っ越しを手伝ってほしいとの依頼が出てくるようになりました。そこで、戸別訪問で仮設住宅の住民のニーズを把握し、阪神・淡路大震災など過去の災害の例や他地域での例を参考にしながら、業務の範囲を決め、引っ越しボランティアの体制を作っていきました。結局、主として独り暮らしの高齢者など自力での引っ越しが困難な人を対象に、退去後の仮設住宅の清掃と荷造りや荷ほどきの手伝いを引き受けることにして、社協が窓口となって依頼を受け付け、チーム北リアスが引っ越しボランティアを引き受ける体制を作りました。私も何度か引っ越しボランティアに参加しています。

もう一つの「目の前の具体的な課題」は、面会が難しい世帯にどのようにアプローチできるか、でした。仮設住宅やみなし仮設の住民のなかには、生活支援相談員がこれまで一度も直接面会できていない（したがって、安否確認もできていない）世帯がいくつかあり、このような世帯を面会困難世帯といいます。結論を述べれば、勉強会のなかで細やかに情報を共有し、アプローチを繰り返した結果、少なくともその時点において、緊急の対応が必要なほど深刻な状況にある人はいないことが確認されました。

この時期の特徴

この時期の勉強会には、初期と比べて、大きく二つの特徴があります。一つは、社協が勉強会に対して前向きになったことです。前に述べたように、初期の勉強会はボランティア主導で行われていましたが、この時期では社協が勉強会の議題を準備するなど、より積極的に関わるようになりました。社協のリーダーは次のように述べています。「以前の勉強会では、今後どのように連携をとるかで試行錯誤することもあったが、現在の地域見守り勉強会では時期にあった話し合いができているので、前向きに取り組むことができている」。

もう一つの特徴は、勉強会の雰囲気についてです。初期の勉強会は、フリーディスカッションとはいえ、ボランティア側が準備した枠のなかで議論が行われていましたが、この時期の勉強会は、気楽に雑談をしているかのようなカジュアルな（緩い）雰囲気のなかで行われていきました。こうした雰囲気の変化は、チーム北リアス（私たち）が初期の失敗をふまえて、勉強会を主導することをやめ、社協をはじめとする野田村のメンバーから自発的に課題や意見が出るのを待つようにした効果とも考えられます。

7 主体性を引き出すには

〈めざす〉かかわりと〈すごす〉かかわり

肥後[2]は、保育や教育の文脈で、〈めざす〉かかわりと〈すごす〉かかわりという興味深い概念を提案しています。今日、子どもたちに注がれるまなざしは「何かができるかどうか」に集中しやすく、保育者や教育者の子どもたちへのかかわりは、できないことができるようになることを〈めざす〉かかわりとなる傾向があります。子どもたちの側も、そのようなまなざしを取り込んで、自身を「できる」存在と思いたい気持ちを強くもつようになります。しかし、〈めざす〉かかわりは重要ですが、見過ごすことのできない問題があります。子どもたちは、成長するにしたがって、めざしたようにはいかないこと、しょせん届かないことが見えてきます。それでも〈めざす〉ことばかりを求められると、「できない」ことや「変わら(れ)ない」ことからくる無力感のほうが大きくなってきます。〈めざす〉かかわりは、それだけだとかえって子どもたちの主体性を奪ってしまう危険性があるわけです。

そこで重要になるのが〈すごす〉かかわりです。子どもたちが「できない」状態から「できる」ようになるには、「一緒に○○をする」局面が有効です。そしてそのためには、「できるようになること＝変わること」を〈めざす〉かかわりだけでなく、「ムダ、アソビ、ヒマ、ヨユウ」を重視し、「変わらな(くてよ)い」ことを前提とする〈すごす〉かかわりが大切になる、と肥後は指摘しています。〈すごす〉かかわりが基盤にあってこそ、〈めざす〉かかわりもうまく機能するのです。

あらためて、勉強会の変化について

〈めざす〉かかわりと〈すごす〉かかわりの議論をふまえて、あらためて勉強会の変化について考えてみましょう。初期の勉強会で実現していたのは、〈めざす〉かかわりであったといえるでしょう。すなわち、チーム北リアスが、社協の地域見守り活動の改善（戸別訪問の方法についても体制についても）を〈めざす〉はたらきかけを行っていたと整理できるでしょう。その結果は、先に述べたように、勉強会自体が頓挫するという「失敗」につながったわけです。

それに対して、再開後の勉強会では、チーム北リアスが勉強を主導することを意図的に避け、「気楽に雑談しているかのようなカジュアルな雰囲気」が作られていきました。当時そのように意図したわけではないのですが、〈すごす〉かかわりが実現していたといえそうです。このことが、社協がより主体性を発揮し、勉強会が活性化した一因と考えられます。

8 おわりに

災害復興について、どのような実践活動をするにせよ、どのような研究をするにせよ、まずもって重要なことは、被災者本位ということであり、被災者が主役ということです。そんなことは言われるまでもなく当然と思われるかもしれませんし、私ももちろんそう考えていました。しかし、初期の勉強会では〈めざす〉かかわりにとらわれ、被災者こそ主役ということがおろそかになってしまったようです。より正確に言えば、当時も被災者本位という鉄則に沿って実践研究を行っていたつもりでしたが、実際には自分たちの理屈や価値を優先して、当事者をスポイルする結果になっていたのかもしれません。

アクションリサーチは、現場のベターメントを目指します。したがって、研究者と当事者の関係は、〈めざす〉関係になりやすい傾向があります。しかし、〈めざす〉かかわりが行き過ぎると、かえって当事者の主体性を阻害することになりかねません。特に、巨大災害の被災地では、当事者にとって〈めざす〉こと自体が大変に困難であることは言うまでもないでしょう。そのような状況で、現場のベターメントを協同で目指すとき、〈すごす〉かかわりを基盤とすることがとりわけ重要になるように思います。

第2章 震災により死別・離別を経験した遺族への心理社会的支援

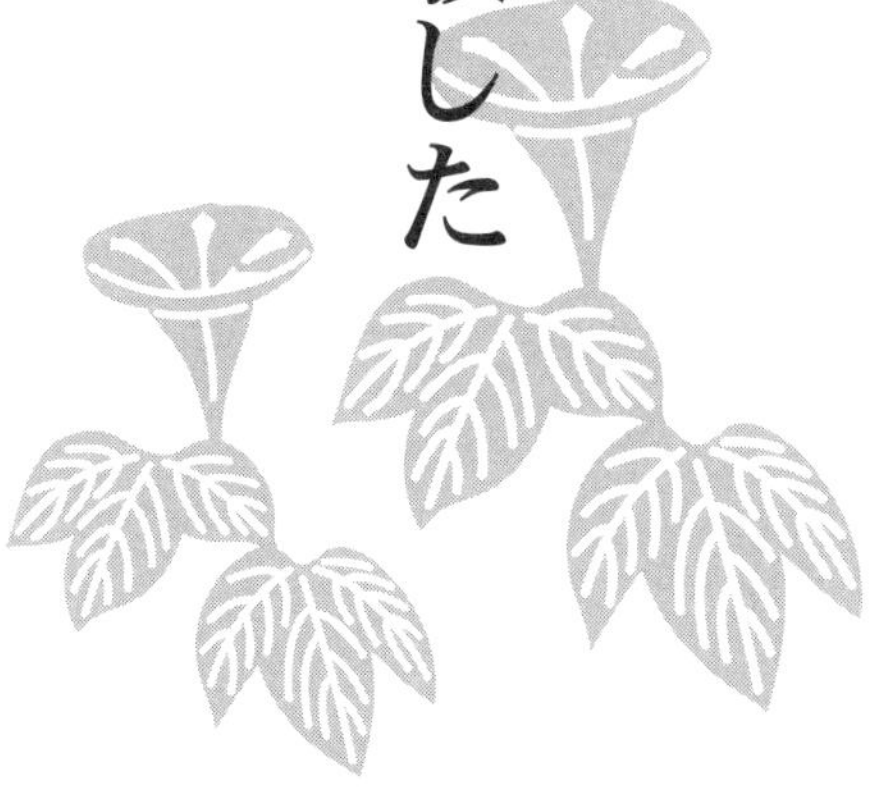

1 震災による死別・離別とその悲嘆反応

親しい人や大切にしていた物を失うと、人は悲しみを体験します。なかでも、特に強い悲しみの反応は心理学において悲嘆（grief）と呼ばれ、研究されてきました。悲嘆は嘆き悲しむことや、亡くした対象に対する強い思慕や追い求め焦がれる感情的な反応が大きな特徴になりますが、それ以外の側面でも悲嘆反応が現れます。例えば、人との関わりを避けるような行動反応や、不眠や痛みなどの身体反応も見られます。人は生きているなかで、たえず何かを失っていく存在であると言えるかもしれません。どのようなかたちの別れであっても、その対象が愛着を寄せていたものであれば、悲嘆という反応が起こり得ます。しかしながら、震災のような災害を契機とした別れにおいては、**図2-1**に示すような、いくつかの注意すべき特徴があると考えられます[7]。

災害による死別・離別の特徴として、喪失の甚大さ、トラウマ性、不明瞭さ、二次的ストレスという点が挙げられます。東日本大震災のように規模の大きい災害の場合には、人的、物理的、経済的な損失は計り知れま

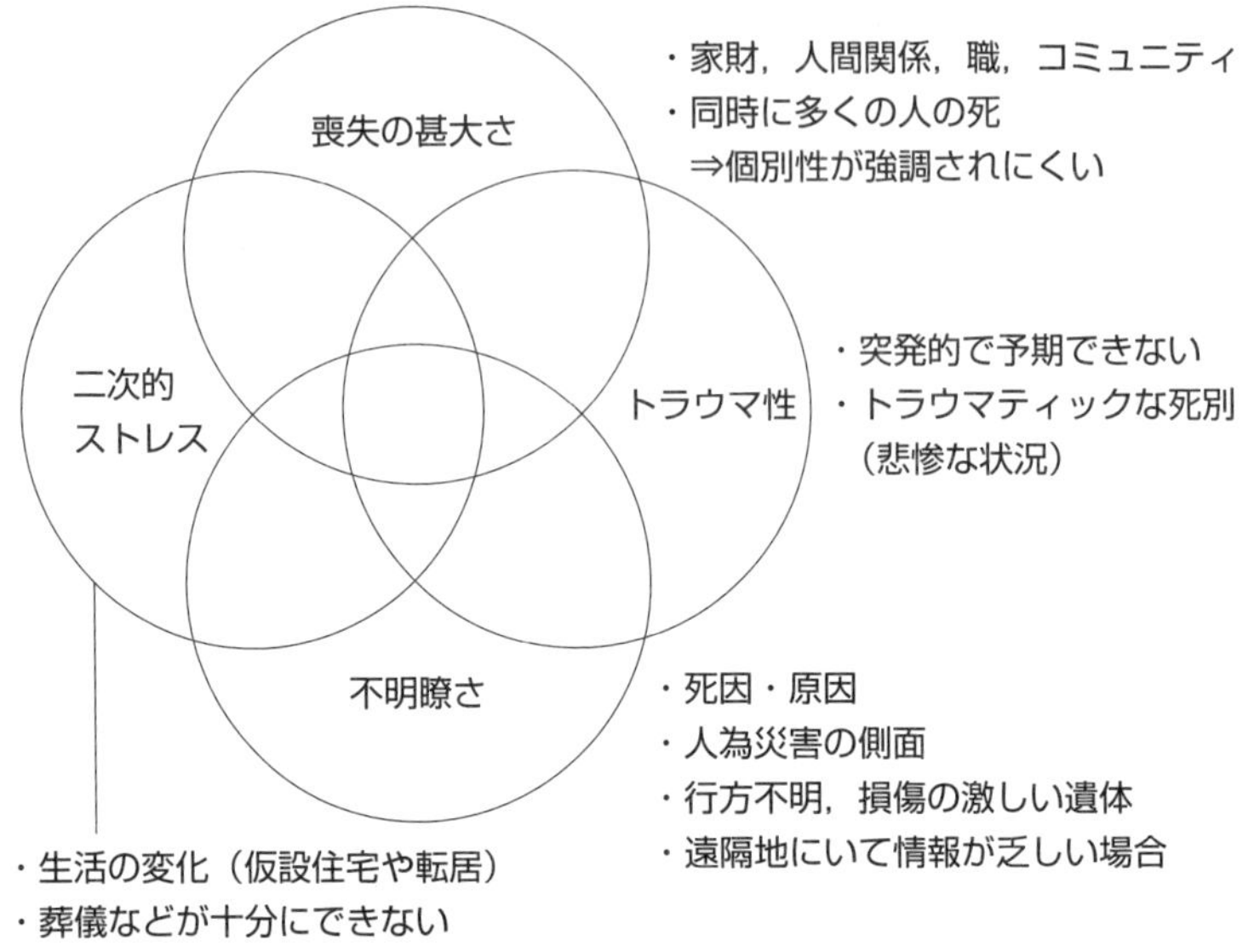

図 2-1　災害による死別・離別の特徴（伊藤ら，2012 より作成）

せん。多くの喪失が自分以外の社会全体で起こっているために，「他の人も同じ体験をしているのだから」「他の人のほうが私よりも大変な目に遭っているのだから」と遺族がとらえた場合には，「自分だけが悲しんでいてはいけない」と考えて，十分に悲しみを体験できず，喪失やそれに伴うかなしみを解決していくプロセスが進みにくくなる可能性があります。あるいは，マスメディアや世間との関わりのなかで，社会全体が示している復興や希望のメッセージが，遺族にとっては逆につらく感じられることもあります。災害の場合には，人命だけでなく，家財や思い出の品，故郷や人とのつながり，コミュニティなど，さまざまな側面での喪失を経験することもあります。[18]

災害は突発的で予期できない場合がほとんどです。そのため，死別や離別がトラウマ的なものとなる可能性が高くなる点も特徴です。[8][10] 悲惨な状況で人命が失われたり，それを目の当たりにすることがあるかもしれません。さらには，災害による死別の場合，直接の死因や行方不明となった要因がわからいこともあります。自然災害後の対応の不手際などは、現実的には完全に避けられない問題かもしれません。そのような人為災害の側面が推測された場合には、強い怒りや、自分自身や他者を非難する思いに苦しむこともあります。また、行方不明というかたちの離別の状況が続いている場合には、その状況をその人の死ととらえるべきなのか、そうすることはその人への裏切りとはならないかなど、残された人は葛藤する状況に置かれることとなります[3]。

最後に、死別や離別への悲嘆反応に加えて、災害時やその後には二次的なストレスを被りやすいという特徴が挙げられます。例えば、仮設住宅や見知らぬ土地への転居、そこでの生活基盤や人間関係を築くことも大きなストレスとなります。葬儀などの服喪の儀式が納得できるかたちで執り行えない場合も起こり得ます。ここに挙げた4点の他にも、遺族はさまざまな苦しみを負うこともあります。

2　災害後の死別による複雑性悲嘆

災害後特有の困難は、それを体験した方の心身に大きな影響を与えます。これまでの研究を見ると、災害による死別を体験した場合に、その遺族における抑うつ症状[5][11]や精神的な健康の悪化が報告されています。さらには、災害後の死別により複雑性悲嘆のリスクが高まることが示されています。「複雑性悲嘆（Complicated Grief）」とは、悲嘆の強さと持続時間が、その文化圏において通常予想されるよりも強くあるいは長く引き続いており、それが生活の実際の障害につながっている状態を指します[21]。複雑性悲嘆は抑うつや不安、自殺念慮（死にたいと考えるようになること）など精神面への影響、高血圧や心疾患といった身体面への影響など、さまざまな悪影響が指摘されています。

表2-1には、複雑性悲嘆（あるいはそのハイリスク群）と見なされた遺族の割合がまとめられています。表

表 2-1　複雑性悲嘆にあたると報告された人の割合

	対象者の国	出来事	故人	評価	死別からの期間	割合(%)
死別の出来事を特定していない報告						
Barry et al. (2002)	アメリカ	特定せず	家族	ICG-R	9 カ月	8.2
Fujisawa et al. (2010)	日本	特定せず	子ども以外	BGQ	10 年以内	2.4
Kersting et al. (2011)	ドイツ	特定せず	家族など	ICG-R	平均 9.8 年 (0〜71)	6.7
Newson et al. (2011)	オランダ	特定せず	家族など	ICG-R	平均 6.4 年	4.8
災害による遺族を対象とした調査						
Shear et al. (2006)	アメリカ	911 テロ	家族，知人	BGQ	16〜9 カ月	23
Neria et al. (2007)	アメリカ	911 テロ	家族，知人	ICG	2.5〜3.5 年	14.3〜
Kristensen et al. (2009)	ノルウェー	スマトラ沖地震 津波	家族など	ICG	26 カ月以降	23.3
Johannesson et al. (2011)	スウェーデン	スマトラ沖地震 津波	家族など	ICG	14 M〜	26〜45
Shear et al. (2011)	アメリカ	ハリケーン	愛する人	独自尺度	5 M〜	18.6

注：伊藤ら（2012）より作成。ICG；Inventory of Complicated Grief (複雑性悲嘆質問票), BGQ；Brief Grief Questionnaire (簡易版悲嘆質問票)

にあるように、出来事を特定しない調査においては2・4〜8・2％、災害後の遺族を対象とした調査では18・6〜76％が複雑性悲嘆のハイリスク群であったと報告されています。その数値には幅がありますが、いずれにしても、見過ごせない数の遺族が複雑性悲嘆になる可能性を示していると言えます。

3　今回の助成によって行った活動の背景

これまで見てきたように、災害による死別や離別はそれ自体に特有の困難があり、体験した人に大きな影響を与えます。そのため、こうした理解に基づく心理社会的な支援を幅広く提供する必要があります。しかしながら、２０１１年の東日本大震災後の当時（そしておそらく現在も）、我が国ではこうした悲嘆に関するケアが十分になされていないと考えられました。そこで，震災によって死別や離別を経験した人に対する心理社会的ケアの水準を総合的に高め，そのケアが幅広く確実に提供されていくのに少しでも役立つことを目的として，私たちはさまざまな実践活動に取り組んできました。具体的には，次の5点を目標にして取り組んできました。

①悲嘆の専門家ネットワークの構築
②心理的な支援をする人の養成と訓練
③一般の人々や関連機関への普及啓発
④悲嘆についての心理教育プログラムの開発
⑤複雑性悲嘆にある人を支援するためのプログラムの開発

それぞれの目標に対応して，以下の成果を期待していました。

①ネットワークを築くことで，悲嘆の専門家が互いに連携し，正確で有用な情報を一カ所に集めて，正しい情報を提供できるようになる。
②心理的な支援を提供する人を養成や訓練することによって，悲嘆の心理ケアを理解した援助者が増え，悲嘆に対するケアが拡大するとともに，向上する。
③専門家だけでなく，一般の方々（特に遺族の周囲の人々）の理解や認識が高まることによって，遺族の孤立化や二次被害を予防する。
④支援に関わる多くの人が使える悲嘆ケアプログラムを開発することにより，これまでごく一部の専門家のみで行われてきた悲嘆への支援の機会を増やす。

⑤複雑性悲嘆への支援プログラムを開発することで，そのハイリスク群への効果的で効率的な集団的ケアを実施する。

日本心理学会による「第1回　東日本大震災からの復興のための実践活動及び研究」の支援を受けることで，これらの目標に基づいた活動の一部を進めることができました。特に，上記の目標①②③に関連する活動として，専門家ネットワークの構築，ウェブサイトによる情報発信，複雑性悲嘆のワークショップの開催という3つの活動を実施してきました。本章では，それらについて報告します。

災害グリーフサポートプロジェクトの設立

東日本大震災が起こった当時，悲嘆の研究や臨床に携わる専門家の多くが，悲嘆に対する支援を拡大し向上させる必要性を認めていました。そこで，当時すでにあった専門家たち同士のつながりをより強固なものにしようと，悲嘆のケアのための専門家ネットワークである「災害グリーフサポートプロジェクト（Japan Disaster Grief Support Project : JDGS）」を設立しました。このネットワークは，専門家の間で見解の一致が認められた学術的な知見を踏まえた悲嘆支援の展開，専門家間の連携と情報集約，被災地への悲嘆および対応に関する情報提供を行うことを目的としていました。これまでは，数度の会合やメーリングリストによる情報の共有を通し，ウェブサイトによって情報を発信したり，研修会を実施したり，学会発表を通した知見の紹介などの活動に取り組んできました。このネットワークには，悲嘆に関連したさまざまな領域における国内外の専門家をアドバイザーとして招き，活動についての助言を得ています。**表2-2，2-3**に，このプロジェクトの世話人とアドバイザーを示します。

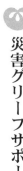

表 2-2　JDGS の世話人

氏名	所属（2013 年当時）
石井千賀子	ルーテル学院大学
井上ウィマラ	高野山大学
伊藤正哉	国立精神・神経医療研究センター
黒川雅代子	龍谷大学短期大学部
米虫圭子	京都産業大学
坂口幸弘	関西学院大学
白井明美	国際医療福祉大学
瀬藤乃理子	甲南女子大学
高橋聡美	つくば国際大学
中島聡美	国立精神・神経医療研究センター
村上典子	神戸赤十字病院

表 2-3　JDGS のアドバイザー（国内・海外）

氏名	所属（2013 年当時）	氏名	所属（2013 年当時）
飛鳥井望	東京都医学総合研究所	橋本洋子	山王教育研究所
石井正	石巻赤十字病院	堀越勝	国立精神・神経医療研究センター
大西秀樹	埼玉医科大学国際医療センター	丸山総一郎	神戸親和女子大学
小原聡子	宮城県精神保健福祉センター	南山浩二	静岡大学
加藤寛	兵庫県こころのケアセンター	宮林幸江	自治医科大学
窪寺俊之	聖学院大学	柳田邦男	ノンフィクション作家，評論家
小西聖子	武蔵野大学	渡辺久子	慶応大学
鈴木友理子	国立精神・神経医療研究センター	バーバリー・ラファエル	ウェスタン・シドニー大学
高木慶子	上智大学グリーフケア研究所	コリン・M・パークス	セント・クリストファー・ホスピス
多田羅竜平	大阪市立総合医療センター	キャサリーン・M・シア	コロンビア大学
丹羽真一	福島県立医科大学	ポーリン・ボス	ミネソタ大学

ウェブサイトによる情報発信

東日本大震災が起こった２０１１年当時、日本語のウェブサイト上においては、悲嘆に関する有用な情報が限られていました。一般の方や、精神保健に関する支援者の方がインターネットを通して悲嘆に関する情報を得ようとしても、断片的な情報しか得られない状況でした。そのため、専門家だけでなく一般の方々も理解できるかたちで情報を集約し、ウェブサイト上で提供することは有用だと考えられました。そこで、甲南女子大学の瀬藤乃理子准教授の主導のもと、災害グリーフサポートプロジェクトの世話人がそれぞれコンテンツを協議しながら作成し、２０１１年12月18日に「災害で大切な人をなくされた方を支援するためのウェブサイト（http://jdgs.jp）」を開設しました。このサイトでは、遺族支援に関する信頼できる情報を吟味し、ウェブサイト作成の専門家（甲南女子大学　佐伯勇教授）の助言をもとに、作成・運営・管理を行ってきました。悲嘆の支援に関する基礎的な知識のほか、被災地で行われている遺族のわかちあいの会の日程、遺族支援の講演会情報などを掲載しています。開設以来、日本全国からアクセスがあり、ユーザー数は５万５９９２、ページビュー数は27万７５０４に上っています（２０１５年９月９日現在）。ウェブサイトのトップページ画像（**図2-2**）と、コンテンツの表（**表2-4**）を示します。

複雑性悲嘆治療ワークショップの開催

一般的に、悲嘆という心理反応は死別後４〜６カ月後が最も強く苦しくなる時期で、その後は徐々に落ち着いて、死を受容する過程をたどるとされています。しかし、災害後の突然の衝撃的な死別の場合には、こうし

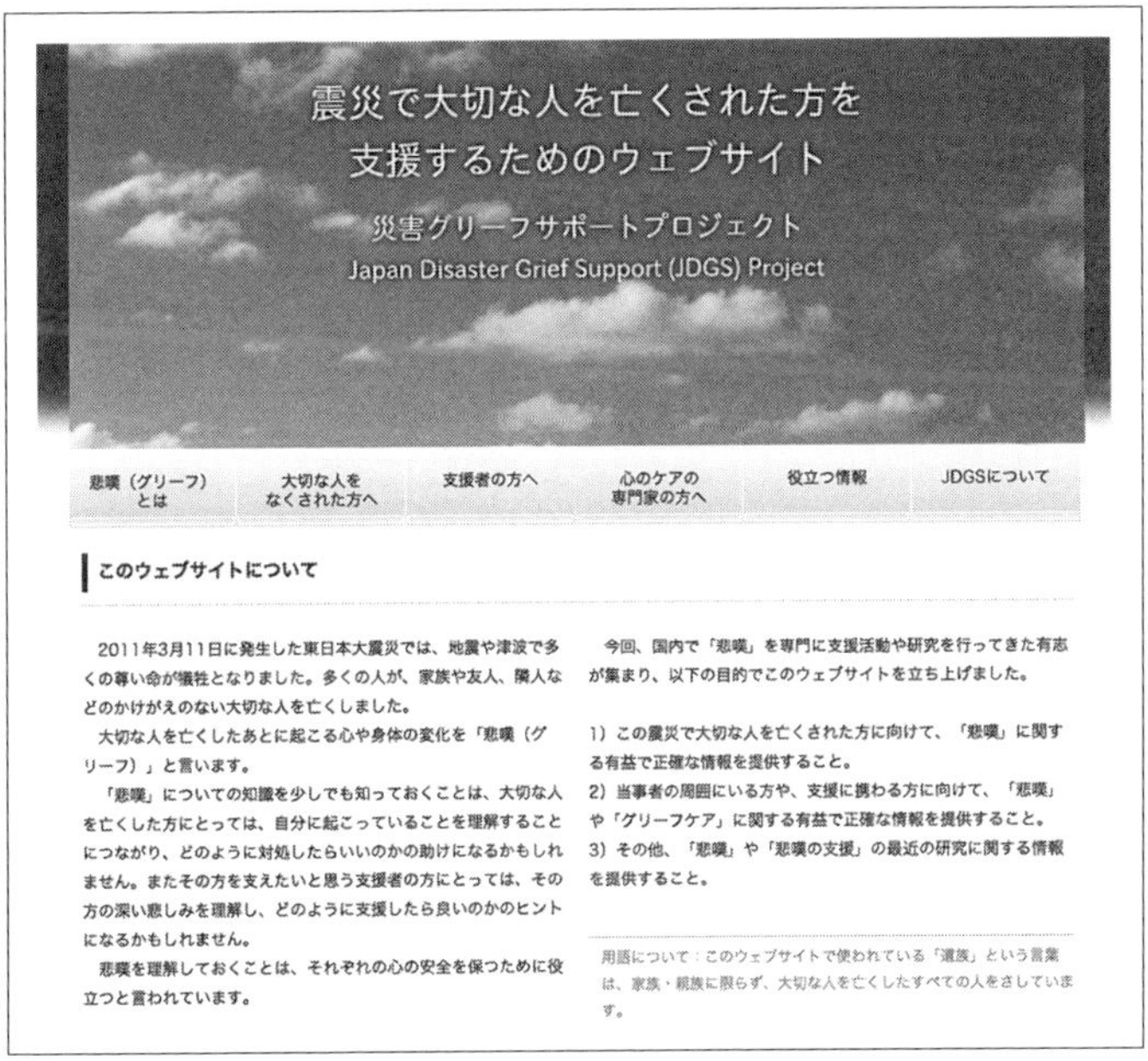

図 2–2　ウェブサイトのトップページ

た「通常の悲嘆」の過程が進まず、複雑性悲嘆の状況にとどまることも考えられます。先にも述べたとおり、複雑性悲嘆はそれ自体が苦痛なだけでなく、その後の心身の健康に悪影響を及ぼすため、こうした状態に対する心理的な介入が求められます。平時の複雑性悲嘆の割合は日本では２・４％と報告されており、海外の研究によると災害後には約40％に上ることが報告されています。そのため、東日本大震災の後においても、多くの人に複雑性悲嘆を視野に入れた対応が必要と考えられました。複雑性悲嘆に対しては、これまで一部の薬物療法が有効である可能性が報告されていますが、そのエビデンス（科学的証拠）は必ずしも確立されているとは言えません。むしろ、複雑性悲嘆に対して科学的に最も厳しい手法でそのエビデンスが示されてきたのは、精神療法である「複雑性悲嘆治療（Complicated Grief Treatment）」でした。そこで、この治療を開発したキャサリーン・M・シア

表2-4　ウェブサイトのコンテンツ一覧

悲嘆（グリーフ）とは	**支援者の方へ**	**役立つ情報**
喪失とは	**一般の方へ**	**講演会・研修会情報**
悲嘆反応とは	支援者としての姿勢	一般の方向け
悲嘆のプロセス	支援者の心構え	支援者向け
悲哀の4つの課題	ご遺族を傷つける可能性のある言動	専門家・専門職向け
悲嘆を長引かせる要因	悲嘆（グリーフ）への支援	学会関連情報
複雑性悲嘆	支援者の心のケア	**書籍情報**
トラウマと喪失	家族・親族や友人による支援	グリーフに関する専門書
子どもの悲嘆	災害早期の支援（PFA）	グリーフに関する一般書
大切な人を亡くされた方へ	子どもを支える親や周りの大人の方へ	グリーフに関する絵本
災害後に起こる心の問題	JDGS リーフレット	**その他の情報**
困難な時期の過ごし方	**医療従事者の方へ**	複雑性悲嘆の筆記療法
行方不明者の家族の方へ	被災者に寄り添うグリーフケア	グリーフ研修ツアー
深い悲しみが長引く時	**被災児童に対応する学校の先生方へ**	リンク
被災地のわかちあいの会	子どもと関わる時	**JDGS について**（下位項目省略）
東日本大震災の被災者の心の相談先	保護者と関わる時	
死別後の様々な手続き	JDGS リーフレット	
おすすめのリンク	**死亡告知・遺体確認に関わる方へ**	
	心のケアの専門家の方へ	
	災害における心理的影響	
	大人・子どもの悲嘆とその支援の基礎知識	
	複雑性悲嘆の評価と治療	

博士（コロンビア大学教授）を招き、被災地で実際に援助に当たっている専門家や実践家を対象として、研修会を実施しました。

研修会は２０１２年６月28日、29日に仙台国際センターで実施されました。研修会には全国の医療・精神保健・福祉などの関係者から93名の応募がありましたが、研修会場や内容の関係で、62名の応募者に参加していただくこととなりました。その際、被災地において災害遺族への支援を実際に担当しているか今後その可能性のある方、現在遺族のケアに携わっている方、を基準として応募者を選考しました。

参加者の職種は、臨床心理士23名、医師14名、看護師４名、保健師３名、教員３名、精神保健福祉士２名、その他９名でした。被災地からの参加は、宮城26名、岩手11名、福島４名であり、その他の地域からは21名でした。研修会の内容を**表2-5**に示し、研修会の様子を撮影した写真（**図2-3**）を示します。

この研修の後に、研修会についてのアンケート用紙を配り、参加者から研修会についての回答を得ました。このアンケートでは、研修会のわかりやすさ、有用度（臨床活動に役立つものだったか）、臨床応用の予定（臨床の現場や研究で行ってみたいか）を尋ねました。その結果、わかりやすさについては「わかりやすかった（n=27）」「まあまあわかりやすかった（n=26）」と評価され、「ややわかりにくかった」「わかりにくかった」と回答した参加者はいませんでした。有用度については、すべての参加者が「役立つ（n=38）」「まあまあ役立つ（n=18）」と回答していました（nは「回答数」を示す）。さらに、臨床に応用する予定については、すべての参加者が何らかのかたちで、今回の研修を実際の臨床現場に活用すると回答していました。こうした結果から、この研修がある程度わかりやすく、有用であり、かつ実際の臨床現場に応用されうるかたちで提供できた可能性があります。

表2-5　研修会のアジェンダ

1日目：2012年6月28日
ビデオ視聴／複雑性悲嘆の導入
プレゼンテーション1：治療の枠組み－愛着，喪失，悲嘆－治療の説明
プレゼンテーション2：複雑性悲嘆治療の構造
昼食
プレゼンテーション3：導入段階の構造と戦略
プレゼンテーション4：悲嘆モニタリングと事例定式化
実演と参加者による演習：悲嘆モニタリング
実演と参加者による演習：事例定式化
2日目：2012年6月29日
1日目の復習，質疑応答，2日目の概要
実演と参加者による演習：目標ワーク
プレゼンテーション5：中間段階パート1　構造と戦略
実演と参加者による演習：想像再訪問と振り返り
昼食
プレゼンテーション6：中間段階パート2　構造と戦略
実演と参加者による演習：想像上の会話
実演と参加者による演習：状況再訪問
プレゼンテーション7：終結段階
まとめと質疑応答，修了式

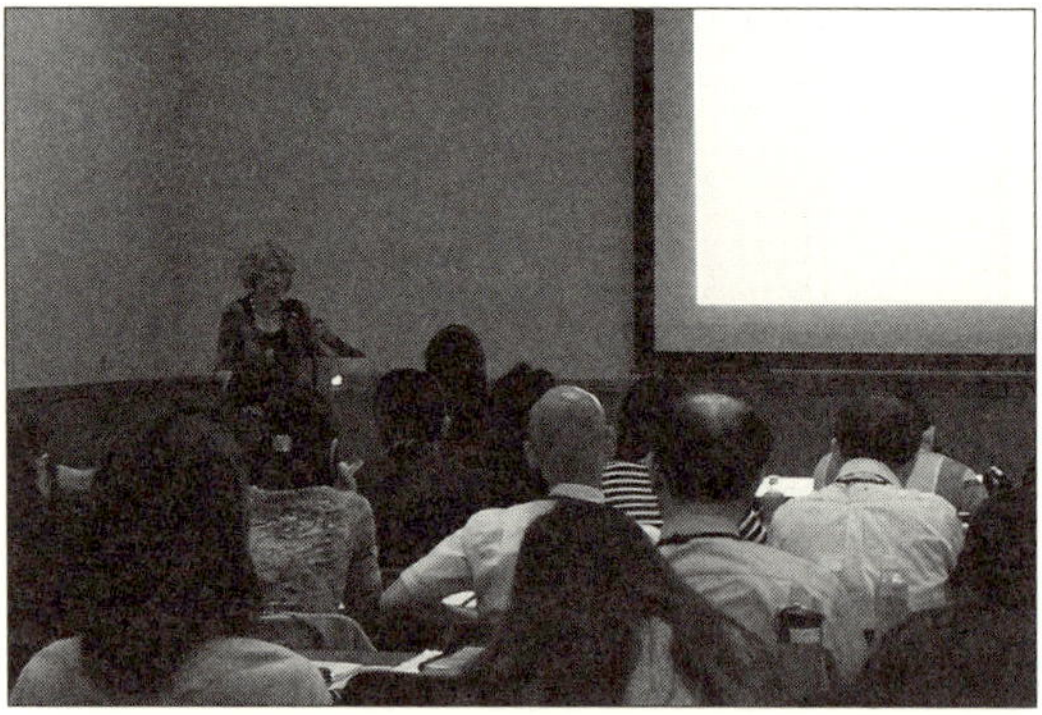

図2-3　研修会の様子（1日目）

4 今後の活動について

以上に紹介してきたように、私たちはこれまで悲嘆研究者などの専門家ネットワークを築き、悲嘆に関する情報を掲載したウェブサイトを開き、複雑性悲嘆治療の研修会を行ってきました。これらは、冒頭に挙げた活動目的に照らすと、①悲嘆の専門家ネットワークの構築、②心理的な支援をする人の養成と訓練、③一般の人々や関連機関への普及啓発、といった目的の一部を達成するものでした。他の目的である、④悲嘆についての心理教育プログラムの開発、⑤複雑性悲嘆にある人を支援するためのプログラムの開発については、科学研究費補助金の助成を受けて、プログラムや集団療法の開発を進めてきました。他にも、②心理的な支援をする人の要請や訓練は継続して実施しています。ＪＤＧＳでは、２０１２年12月に、行方不明者の家族をもつ人に対する支援として有用だと考えられる「あいまいな喪失（ambiguous loss）」について、ミネソタ大学のポーリン・ボス先生を招いて研修会を行いました。複雑性悲嘆治療については、国立精神・神経医療研究センター認知行動療法センターが主催する研修会を毎年開いています。ウェブサイトについても、現在大幅な修正と更新を続けています。

第Ⅱ部

被災住民の身体と心を支える

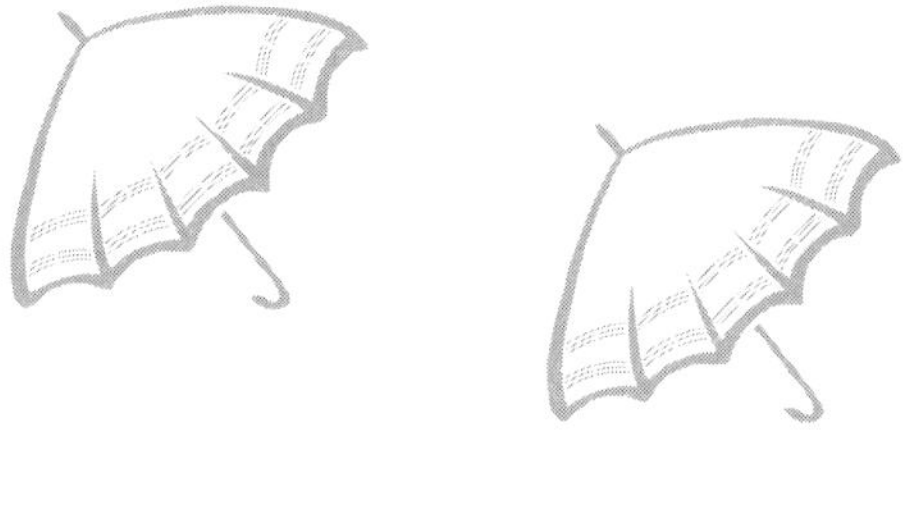

第3章

避難してからは運動が身を守る

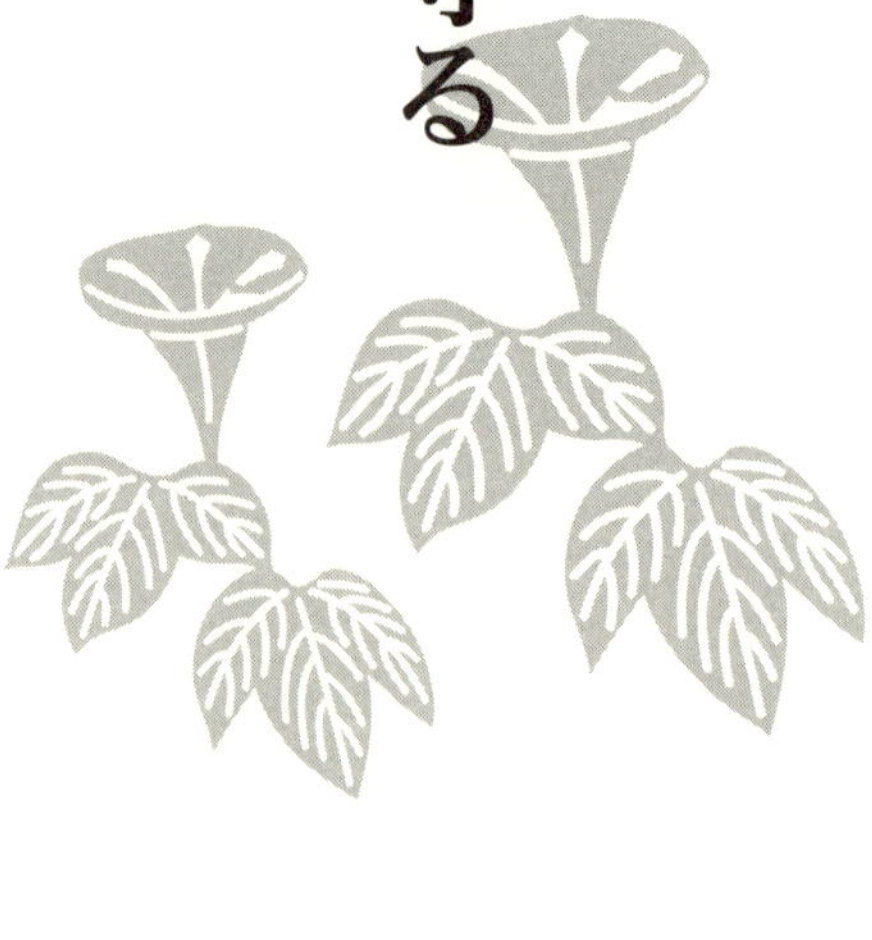

1 はじめに

２０１１（平成23）年3月11日に発生した東日本大震災は、東北地方を中心に甚大な被害をもたらしました。この震災による死者や行方不明者は、警察庁の発表によると1万5千人を超え、1万8千人を超える（平成23年人口動態統計）ともされています。

避難できても生命の危険が

この震災による死者や行方不明者の過半数が、60歳以上の方々であったとされていますが、震災直後には無事であったにもかかわらず、その後「震災関連死」をされた３４０７人においても、65歳以上の方が約9割を占めています（平成27年9月30日現在、復興庁による）。高齢の方にとっては、震災時に生存を確保するだけでなく、避難所での避難生活や、その後の生活における生存の確保も重要な課題となることがわかります。避難できても生命の危険がある、ということです。

平成24年に復興庁「震災関連死に関する検討会」より出された『東日本大震災における震災関連死に関する報告』に、被災した市町村で把握された震災関連死者の死亡原因が示されています。複数回答で挙げられた死亡原因で最も多かったのは、「避難所等における生活の肉体・精神的疲労」で、約３割でした。避難所に避難した後に、どのような問題があるのでしょうか。

避難生活における健康問題

無事に避難できた被災者の多くは、次に避難生活を余儀なくされます。大規模な災害による避難生活で生じる健康上の問題は、１９９５年1月に発生した阪神・淡路大震災、２００４年10月に発生した新潟県中越地震から広く知られるようになりました。

新潟県中越地震は、いわゆるエコノミークラス症候群により死者が出たことで注目を集めました。エコノミークラス症候群とは、下肢（主に膝から下）の深い位置にある静脈に血栓が生じ（深部静脈血栓症）、肺などの血管を詰まらせてしまう現象（肺塞栓症）を指しています。これらを静脈血栓塞栓症と総称しますが、国際線旅客機のエコノミークラスの狭い座席に長時間座り続けたことで発症した例から、エコノミークラス症候群の名が広まりました。足を長時間動かさないことが原因とされ、脱水が重なると発症する危険が増します。新潟県中越地震の避難者では、車中の方が多く狭い車内で動けずにいたことが発症の原因と見られています[3]。

エコノミークラス症候群の他に、あと二つ、避難生活で重大な健康上の問題が発生することが明らかになっています。

一つは、被災や避難によるストレスから、心筋梗塞や脳卒中など命に関わる重大な血管性疾患の発生が増加することです。災害を逃れ避難した後に、これらを発症し亡くなる方が出ることが知られ、前述のエコノミークラス症候群による死者などを含め、「震災関連死」という概念が生まれました。

もう一つは、避難生活により、足腰が弱くなるなど、いわゆる生活機能が低下した方が多数生じてしまうことです。長期にわたり横になった状態が続くような場合、体力が低下し、精神活動や認知機能も低下することが知られています。この現象や症状は、廃用症候群と呼ばれています（生活不活発病とも言われます）。廃用症候群は、何らかの障害をもっている方や要介護状態の方など、身体的な活動を行いにくい方に生じやすいのですが、新潟県中越地震では、被災前は元気に暮らしていた高齢者でも、避難生活により廃用症候群が生じることが確認されました。新潟県中越地震や、その後の災害時の調査などから、高齢者では、避難生活により2、3割の方で歩行能力などの生活機能が低下することが報告されています。(3)

東日本大震災による避難者は、3月14日の時点で約47万人に上ったとされています（平成23年防災白書）。避難所で避難生活をされた方は、震災発生1週間後には39万人に近くなり、3カ月を経過した時点でも4万人を超えていたとされます。避難生活を続ける高齢者には、エコノミークラス症候群や廃用症候群を発症する方が多くなるのではないかとあやぶまれました。これらを予防するには、積極的に体を動かし、外出を伴うような活動を続けることが望ましいとされています。

しかし、避難所では、安全に休息できる環境の提供と、食糧や飲料水など物資の供給が最優先となります。避難先で、高齢者がエコノミークラス症候群や廃用症候群の予防となる活動を行うのが難しいことは、想像に難くありません。

支援を行ったグループと支援の目的

そこで、避難所におけるエコノミークラス症候群と廃用症候群の予防を、特定非営利活動法人（ＮＰＯ）ＭＥＴ（Medical Exercise and Training）のメンバーで行おうと考えました。このＮＰＯは、理事長の山田睦雄医師（リハビリテーション科専門医・指導医、日本体育協会スポーツドクター、流通経済大学教授）を中心に、理学療法士、柔道整復師、アスレティックトレーナーなどスポーツと医療に関する専門職がメンバーとなり、医学的な知見に基づいたトレーニング法の開発と普及などの活動を行っています。私は、震災当時このＮＰＯの役員をしていました。このＮＰＯは運動を中心に据えた団体でしたので、避難所におけるエコノミークラス症候群と廃用症候群の予防の支援を行おうという案が自然に出てきました。具体的な支援の内容は後に述べますが、予防の指導と、身体を動かす上での不調の相談、運動の実施、併せて支援物資の搬送を行うことを計画しました。計画といっても綿密なものではなく、何か支援できることはないかと被災地に駆けつけた、ボランティア団体の一つというのが正直なところです。活動資金が行き詰まってきたところ、日本心理学会の「東日本大震災からの復興のための実践活動及び研究」の助成をいただけることとなり、支援活動を継続することができました。

この章は、そのようにして行われた被災地の支援活動の報告となります。まず、支援のあらましについて報告します。次いで、支援に並行して行った質問紙調査の結果を、支援の際の経験や観察を交えて報告します。

2　支援の経過

支援開始まで

支援を始めるにあたり、宿泊先として宮城県東松島市にあるみやぎ東部循環器科の協力が得られ、支援活動が可能となりました。第一陣は車2台で、２０１１（平成23）年3月29日の夜に同病院に到着しました。翌日、東松島市に隣接する石巻市の石巻専修大学に設置されていた、大規模な災害ボランティアセンターで、避難所の状況を調査しました。石巻市の牡鹿半島地区は、震災後3週間近く支援物資の搬送が滞っていることを知り、牡鹿半島を中心に支援を行うこととしました。石巻市役所の情報では、牡鹿半島地区の避難者は約１４０0人、避難所は14カ所とのことでしたが、自宅に戻っている人や避難所以外の民家に避難している人も多く実態は不明、という状態でした。

支援を行った地域

牡鹿半島は太平洋に突き出した半島です。全体に山がちで、海岸線は複雑なリアス式海岸となっています。リアス式海岸は津波の被害が大きくなる性質があり、入り江の奥にある集落の家々は、ことごとく津波にさらわれ土台のみとなっていました。

災害ボランティアセンターで得た情報をもとに、満潮時に冠水する箇所を確認し、道路に生じた段差や地割れで車が走行不能とならないよう注意し、避難所を回りました。少し高い土地にあった小中学校、公民館などが避難所に指定されていましたが、無事だった民家やお寺などに住民の方々が自主的に集まっていた避難所もあり、偶然発見した避難所もありました。避難者からの情報で、被災後も自宅に留まっている方も訪ねました。

牡鹿半島を横断し女川町側に向かう道路は通行止めとなっており、たどりつくのに大変な時間がかかる状況でしたので、女川町の避難所の支援は難しいと判断しました。別方向ですが、孤立気味の避難所があるという情報があった、石巻市雄勝地区の避難所には支援を行うこととしました。雄勝地区（旧雄勝町）の中心部は津波のためにほぼ壊滅状態で、更地のようになっていました。高台の公園などに避難所が設置されていました。

支援の実際

支援の際は、訪れた避難所の代表役の方に支援の内容を告げ、その避難所の避難者の方の意向やニーズを確認し、依頼を受けた場合に行いました。

支援は、廃用症候群やエコノミークラス症候群の予防について説明や説明会を行い、許可が得られればチラシの配布や掲示を行いました（**図3-1**）。実際に体を動かす支援として、ストレッチと体操の指導を行いました（**図3-2**）。避難所の状況にもよりましたが、15分から20分程度の集団ストレッチと体操を行いました。また、希望があれば、マッサージなどの実施をしました。足やふくらはぎにむくみが見られるなどエコノミークラス症候群の恐れがある方には、足を圧迫するための弾性ストッキングやその代用となるものなどを提供し、履き方や巻き方の指導なども行いました。足腰の不調や体調不良などについての相談も受けました。医学的な判断や指示は、すべてMET理事長の山田医師が行いました。

支援物資として、私たちは、手指消毒用アルコール、うがい薬、歯科衛生用具、綿棒などの医療関連の物資の他、ハンドクリーム、レトルト食品やおもちゃなども持参しました。また避難所の要望に応じて、他の支援

廃用症候群（はいよう・しょうこうぐん）とは？

廃用症候群（はいよう・しょうこうぐん）は、体を動かせない生活が長い間続くことによって起こる、心と体のさまざまな低下を引き起こす病気です。

廃用症候群は１つの症状で存在することは少なく、ほとんどの場合はいくつかの症状が同時に存在します。

避難場所での生活は行動範囲が限られてしまうため、廃用症候群に陥りやすくなります。特に、高齢の方は重症化しやすいので注意が必要です。

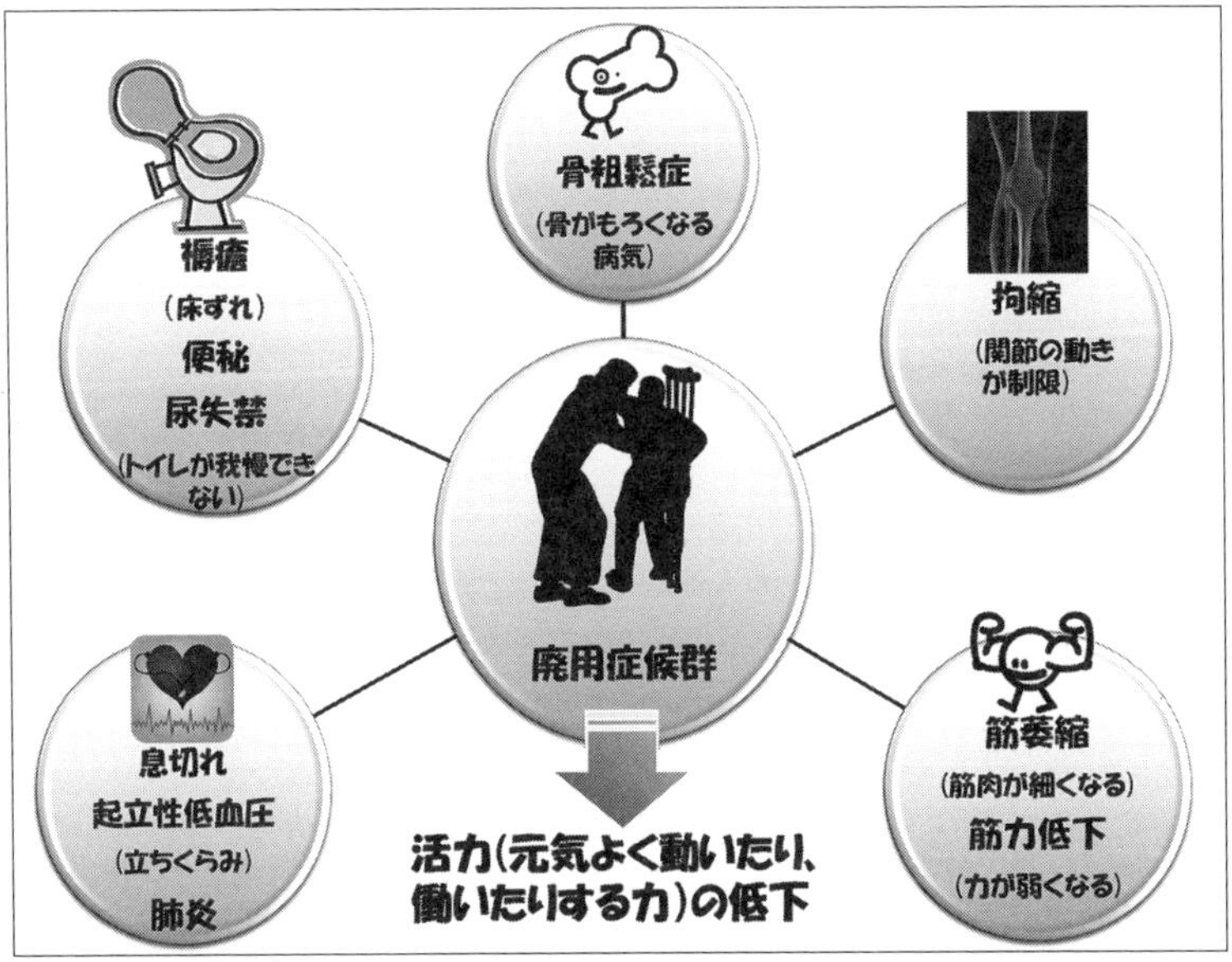

廃用症候群による全身症状

廃用症候群を予防するには？

簡単な運動や柔軟体操（ストレッチング）には、血の流れを円滑化させる効果や、精神的な緊張を和らげる効果があります。

体の歯車が心の歯車にもつながります！

図 3-1　廃用症候群についての説明チラシ（NPO MET 作成）（表）

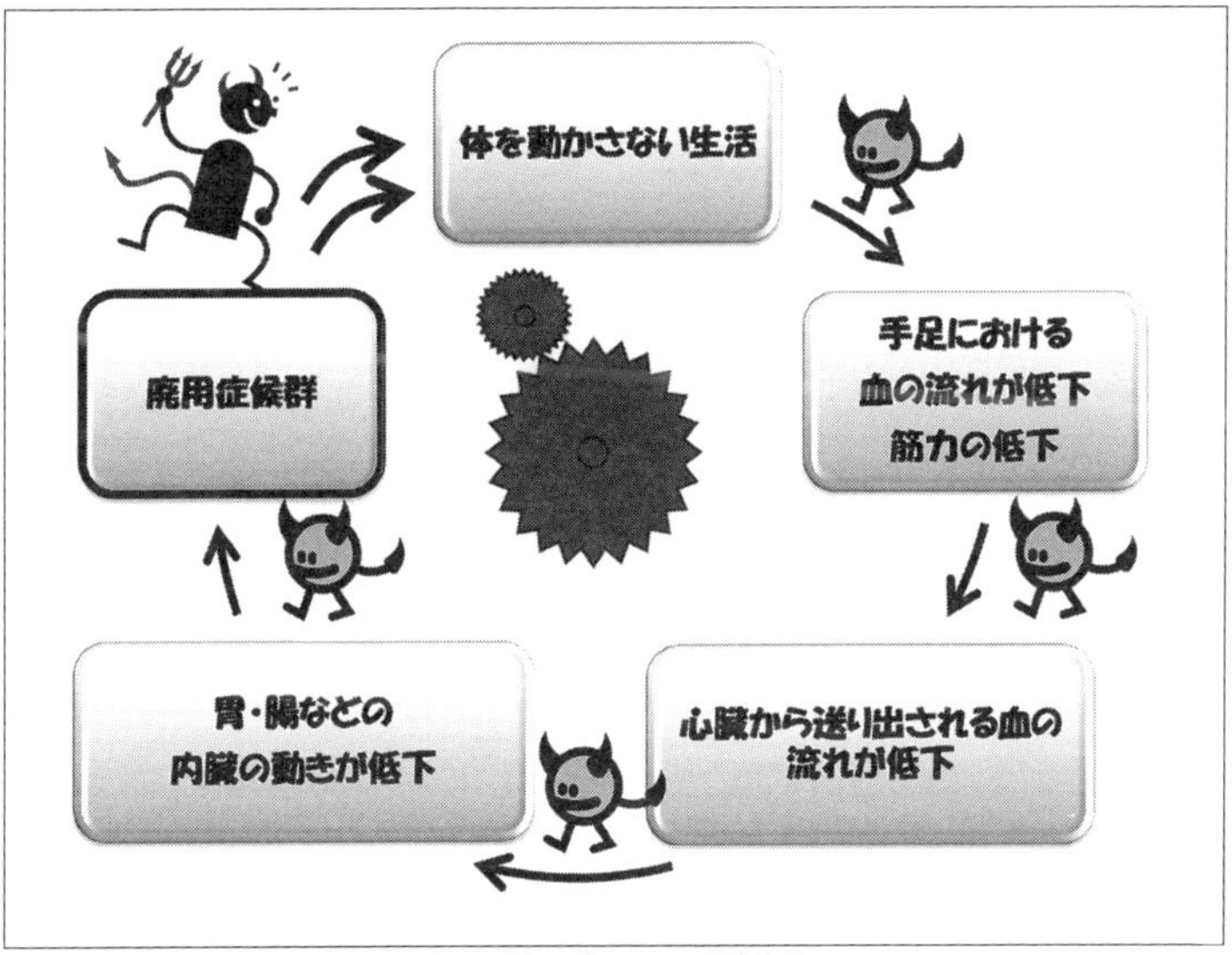

廃用症候群による悪循環

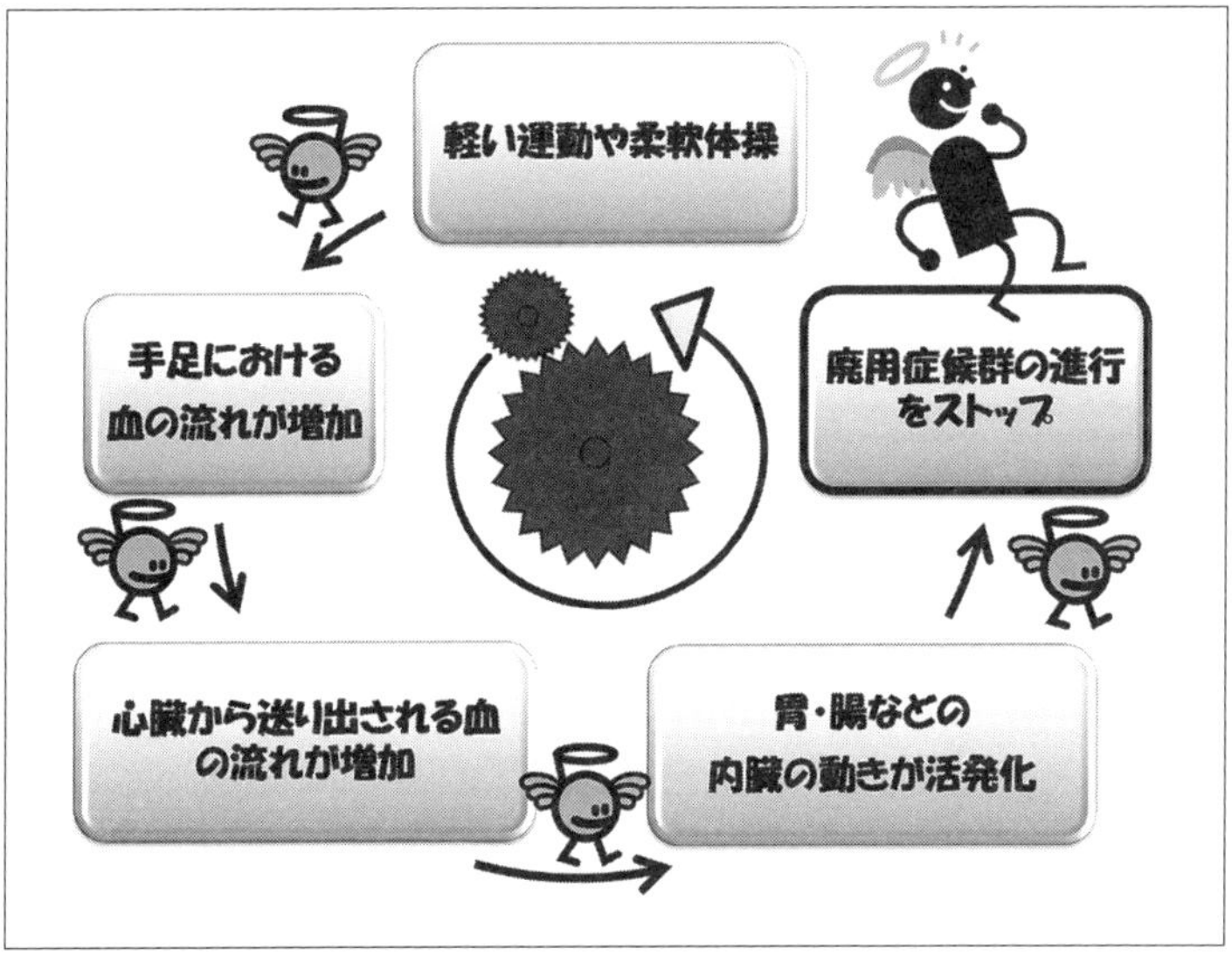

軽運動や柔軟体操の予防効果

図 3-1　つづき（NPO MET 作成）（裏）

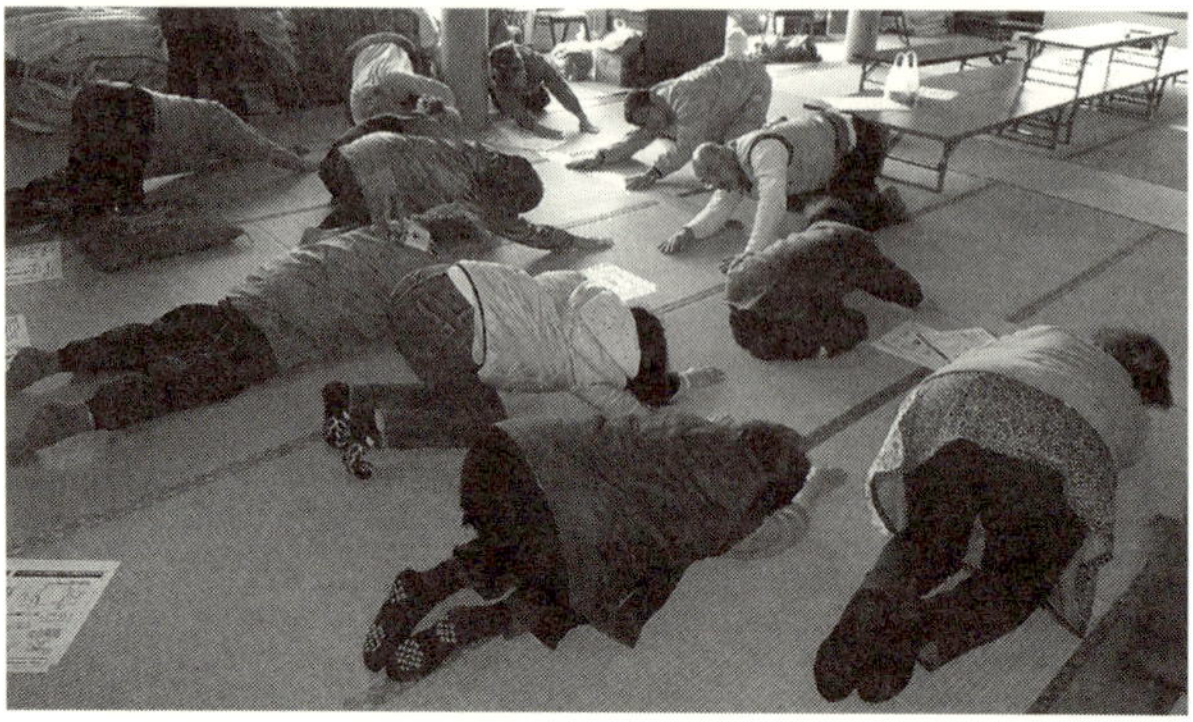

図 3-2　集団ストレッチの様子

団体から搬送を任されたり、私たちの持参した物資を他団体に託したりし、提供しました。避難所の方から、生鮮食料品や調味料、電池など必要な物資を依頼され、届けることもありました。

夜には、災害ボランティアセンターで、毎晩ボランティアミーティングが開催されていました。ミーティングには百名を超す代表が集まっており、そこで情報交換と情報収集を行いました。

このようなかたちで1日2～数カ所の避難所を巡回する支援活動を、最初は10日間、その後は数日ずつ断続的に10月まで行いました。山田医師（MET理事長）以外のメンバーや、持参する支援物資は、そのつど異なりましたが、石巻市の牡鹿半島と雄勝町を中心に継続して巡回支援を行いました。訪問した避難所は計19カ所でした。避難所によっては、早くから生活に落ち着きが見えているところもありましたが、支援物資の到達状況、衛生面や居住空間の状態など、避難所によって生活環境が大きく異なっていました。

初回以降の巡回支援では、避難所の代表役の方の携帯電話などに連絡し、事前に要望や予定の確認を行ってから訪問しました。

震災後半年が経過すると、仮設住宅への入居や、家族・親族を頼って転出する方も出てきました。復興事業による臨時の仕事や震災復興事業に参加される方、また手続きなどで役場に出向かれる方も多く、避難所にいる人が少しずつ減っていました。仮設住宅への入居は時期も場所もバラバラで、一緒に避難生活をされた方でも連絡先を知らない場合が多く、巡回で顔見知りとなった方々も避難所を出れば行方がわかりませんでした。

石巻市では10月10日にすべての避難所が閉鎖されました。この時期から、避難所の代表役であったほとんどの方と連絡が取れなくなりました。10月半ばの訪問では、仮設住宅の所在地の情報を集め、巡回していた避難所に近い仮設住宅への訪問で、たまたま顔見知りの方数人と再会できました。仮設住宅では集会場のような施設の併設は少なく、また社会福祉協議会などと協議したところ、私たちの行っていたような運動支援は地域の事業として行うとのことで、支援を終了することとしました。

3　避難所への避難者に関する調査

避難者調査の背景と目的

巡回先の避難所の避難者がどのような健康状態であるのか、明確ではありませんでした。廃用症候群やエコノミークラス症候群は、身体の活動量が極めて少なくなることにより発生します。身体の活動量の減少は、体力の低下をきたし、体力の低下がさらに活動量の減少を招く、という悪循環を生むことも知られています。避難所での生活は制約が多く、これらが発生する恐れがあります。また、避難者の心理・精神的な健康状態は重要な問題です。震災被害や長引く避難生活により、ストレス反応や抑うつ状態が生じることも考えられます。心理・精神的な健康の悪化は、ストレス関連疾患を引き起こしたり、身体活動量の減少をきたしたりすると考えられます。

そこで、避難所で生活を送る避難者の方々を対象に、支援者の主観や印象ではなく質問紙により、他と比較できる心身の状態のスクリーニング調査を実施することとしました。

調査方法

調査では、対象者に書面による説明を行い、調査に協力する同意を得た上で、調査用紙をお渡しし、その場で記入していただきました。質問内容に説明が必要な場合は、口頭で説明を行いました。説明の内容は、事前にメンバーと打ち合せ統一しました。

調査項目は、「ここ2週間の」、痛みの有無と部位、食欲の異常（減退・過多）の有無、下痢・便秘の有無、睡眠の異常（寝付きの悪さ、夜中や早すぎる時間に目が覚める）の有無、運動機能、外出の有無と変化、うつ状態のスクリーニング項目としました。他に、年齢と性別の回答を求めました。

運動機能については、介護予防事業の対象者の選定に広く使われており、簡易に高齢者の状態が評価できる「介護予防チェックリスト」の運動機能の項目を用いることとしました。[2]

活動については、一般的な活動度の指標である外出を調査することとしました。「避難所外への外出」の回数を質問し、外出が週1回未満のいわゆる「閉じこもり」を基準としました。また1年前と比べて外出回数が減っているかどうかを質問しました。

抑うつ症状については、うつ状態のスクリーニング項目[1][4]から、「介護予防チェックリスト」のうつに関する質問項目と重なる5項目と、自殺についての希死念慮に関する2項目のうち1項目「死について何度も考えることがありますか」を用いました。

なお、衛生面と栄養面の問題については、調査時点で、既におおむね解消されていることが明らかでしたので、調査項目に加えませんでした。

この調査は、流通経済大学倫理委員会にて承認を得た上で実施されました。

調査結果

調査の対象となったのは、平成23年6月と8月に行った巡回支援で避難所を訪問した際、調査の同意が得られ、有効な回答が得られた38人です（6月が30名、8月が8名）。対象者の平均年齢は65・1歳、65歳以上の方は21名でした。女性が20名（52・6％）、男性が16名（42・1％）でした（性別無回答2名）。

身体的な症状は、痛むところがあると回答した対象者が26人（68・7％）、以下、下痢5人（13・2％）、便秘6人（15・8％）、食欲の異常6人（15・8％）、睡眠の異常24人（63・2％）でした。痛む部位は、腰が痛いとの回答が最も多く（17名）、次いで首（12名）、肩（11名）でした。

運動機能に関するチェック項目で、介護予防事業の対象とされる3つ以上できない項目があった対象者は、2人（5％）でした（**表3-1**）。2人とも65歳以上でした。外出する頻度が週1回以下である方が半数以上おり、震災前の同時期より外出が減った方が半数を占めました（**表3-2**）。

うつについては、専門家に相談することが望ましいとされる、2項目以上に該当すると回答した対象者が、6割に達しました（**表3-3**）。また「死について何度も考える」の項目に、あると回答した対象者が4人（10・5％）いました。

表 3-1　運動機能に関するチェック項目

該当個数	人数	%
0	11	28.9
1	12	31.6
2	8	21.1
3	2	5.3
無回答	5	13.2

表 3-2　外出頻度と外出回数の変化

外出頻度	人数	%
外出していない	2	5.3
たまに	18	47.4
週 1 回以上	14	36.8
無回答	4	10.5
昨年の同時期と比べた外出回数		
減っていない	15	39.5
減った	19	50.0
無回答	4	10.5

表 3-3　うつに関するチェック項目

該当個数	人数	%
0	5	13.2
1	6	15.8
2	3	7.9
3	12	31.6
4	5	13.2
5	3	7.9
無回答	4	10.5

調査結果の考察

この調査では、巡回時に外出されていた方は対象とならず、避難所にいた方でも、若年・中高年の方の多くと、回答が難しい高齢者の方は、調査に参加しませんでした。そのため調査に回答された方に偏りがあります。痛みと睡眠の異常を訴えた対象者が6割を超えていました。痛みや体調不良の回答のあった方からは、個別に聞き取りを行いましたが、明らかに医療的対応が必要な方はいませんでした。

高齢の回答者21名のなかで、介護予防事業の対象となる程度まで運動機能が低かった方は、2名で約1割でした。介護予防事業の基準を適用するのが適当でない半数近くの方で、この基準に該当した方はいませんでした。被災後3カ月以上避難所生活が続いていたにもかかわらず、運動機能の著しい低下は見られませんでした。外出の頻度が週1回以下で、いわゆる「閉じこもり」とされる水準の方が半数以上であったことも明らかとなりました。震災により、漁業の設備の流失、勤務先や通院していた病院の被災、社会的な活動の途絶などで、外出目的がなくなった、との話が多く聞かれました。

避難所を出るような活動が少なく、私たちが支援する時以外は避難所内で運動することもなかったにもかかわらず、運動機能の低い方が少なかったのは、対象者が外出とは考えていない、避難所の外での作業が多く行われていたからだと考えられます。私たちが巡回した避難所は、被災した自宅や漁業施設などに歩いて行ける距離にあり、日中は自宅や施設などの瓦礫の撤去や片付けに行く方が多く、身体的な活動が継続して行われていました。こういった片付け作業は、晴れていれば毎日のように行われていましたが、外出とは思われていませんでした。

うつに関する項目では、6割の方が専門家への相談が必要な水準にありました。この水準に当てはまった方は、私が中心となり調査時に面談や追加の聞き取りを行いましたが、明らかに抑うつ的な症状が認められた方は、震災前から精神科の治療を受けていた方のみでした。その方々は調査の時点で通院治療を再開できていました。また、「死について何度も考える」があると回答した方にも同様に面談や聞き取りを行ったところ、全員が質問を震災による死者について考えると受け取られての回答で、死にたいと考えている方はいませんでした。

私たちが巡回した避難所の避難者は、ほとんどが顔見知り同士でした。徒歩で自宅周辺と往復でき、立ち入り制限などもなく、避難所以外でできることが多くありました。一部の避難所では子ども達が外で遊んでいる様子も見られました。高齢の女性の方々は、普段から公民館や近所の家などに集まって過ごしていたとのことで、避難所内でも「普段の付き合いと変わらない」と生き生きとお茶や食事の支度をされていました。

その一方で、若年から初老の方や、高齢でも男性の方は、避難所の運営や仮設住宅の建設地の交渉などに関わっている方も多く、震災支援や復興事業に関する心配も多いとのことでした。避難所の生活は現状で大きな問題はないが、生業を失ったことで将来の不安があり、先の見通しが立たないことが辛い、とストレスを訴える方も多くありました。避難所での生活にはストレスとなる要因が多く、ストレス対策が重要であると考えられていますが、それ以上に復旧・復興の見通しが立たないということは、災害発生から日数が経過した被災者にとって、大きなストレスであったのではないかと思われます。

4　支援のその場での効果の評価

効果の評価の背景と目的

ストレッチや体操で体を動かした方やマッサージを受けた方から、気持ちが明るくなった、やる気が出た、といった感想を聞くことが多くありました。運動やマッサージが、うつ症状や精神的なストレスの軽減、ストレス関連疾患の予防や改善に有効であるという研究報告は多くありますが、有効な運動の種類・強度・継続期間や、効果の範囲について明確な結論は出ていません。そこで私たちが支援で行った、単発的なストレッチや体操の直後に認められる心理的な効果について、評価・検討することにしました。

評価の方法

巡回支援で同意を得られた方を対象に、ストレッチや体操の直前と直後（マッサージを受けた方はその後）に、質問紙により「気分」を回答していただきました。私たちの支援では、1回15分から20分程度のストレッチや体操を行いましたが、内容は担当により違いがありました。ストレッチや体操の後に、希望者にはマッサージを実施しましたが、実施の有無や人数、マッサージの内容はそのつど異なり、記録もしていませんでした。そのため、今回の評価では運動の内容は検討できず、軽く体を動かした前後の比較という程度に留まります。

「気分」とは、短時間で変化する感情や、生理的な状態により生じる快・不快の気持ちを指し、前後の出来事の影響を強く受けます。今回、気分の評価には、「二次元気分尺度（Two-Dimensional Mood Scale: TDMS）」を用いました。[5)6)] この尺度は、「興奮・沈静」「快・不快」の2軸の気分を8項目で評価します。算出される得点は以下の4つです。①活性度：正の得点は生き生きして活気のある状態、負の得点はだるくて無気力な状態。②安定度：正の得点は落ち着いた状態、負の得点はイライラし緊張した状態。③快適度：正の得点は快適な気分、負の得点は不快な気分。④覚醒度：正の得点は興奮した状態、負の得点は鎮静した状態。それぞれの尺度の得点は、快適度のみマイナス20～プラス20点、他はマイナス10～プラス10点です。

ストレッチや体操の前後で、このTDMSの得点に変化があったか、統計的に検討しました。この評価も、

表3-4　ストレッチ・体操の効果

尺度		平均	標準偏差	p 値
活性度	事前	1.09	3.911	$p<0.001$
	事後	5.12	3.033	
安定度	事前	3.24	3.331	$p<0.001$
	事後	6.44	2.537	
快適度	事前	4.32	6.27	$p<0.001$
	事後	11.56	5.028	
覚醒度	事前	−2.15	3.669	$p=0.134$
	事後	−1.32	2.446	

注：p 値は Wilcoxon 符号付順位検定

流通経済大学倫理委員会にて承認を得た上で実施しました。

評価結果

巡回支援のストレッチと体操（一部の人はマッサージ）に参加し、質問紙による評価に協力する同意と有効回答が得られた方は、34人でした。女性19名、男性13名、平均年齢は64・2歳でした。

事前事後のＴＤＭＳの各尺度の得点を、**表3-4**に示しました。活性度、安定度、快適度の得点は、ストレッチや体操の後に、統計的に有意に上がっていました（Wilcoxon 符号付順位検定による）。

評価結果の考察

ストレッチや体操など軽い運動を行った前後にＴＤＭＳを用いて気分を評価した結果、活性度、安定度、快適度の得点が上がりました。事前の活性度、安定度、快適度も、それぞれ正の得点であったことから、支援の運動に参加した時点で、対象者は相対的に快適な気分の状態であり、覚醒度が負の得点であったことから落ち着いた気分であったと言えます。避難所に支援者が来たことが気分に影響した可能性もありますが、対象者は、それほど不快やイライラを感じずに生活していたとも考えられます。

軽い運動を行った後に、事前に正の得点であった、活性度、安定度、快適度の得点が有意に上がり、覚醒度には有意な変化が認められませんでした。この結果は、これらの軽い運動により、興奮や鎮静の明らかな効果は見られないものの、気分は生き生きとして落ち着き快適な方向へ変化したことを表しています。今回の支援で行ったような短時間の軽い運動でも、避難者の気分が改善される効果があることが示されました。

5　避難所では体を動かそう

避難者の方からは、避難所での生活は1カ月を過ぎて安定してきたとの話を伺いました。しかし、調査では、症状として明確ではなかったものの、痛みがあると回答した方、睡眠の異常があると回答した方が6割を超え、数名ずつですが体調不良を感じていた方も存在していました。長期にわたる避難所での生活で、体調を良好に保つ難しさが改めて確認されました。

高齢の避難者では運動機能の低下が2、3割の方に生じると言われているなか、私たちの調査では、介護予防が必要とされる運動機能の低下があった高齢者は1割に満たず、運動機能を維持していた方が多かったと言えます。廃用症候群の予防啓発の効果もあったとは思われますが、それ以上に、私たちの訪問した避難所では、高齢の方も含め、避難所の外で作業を行っていた方が多かったことが大きな要因であったと考えられます。被災した自宅や漁業設備が避難所の近くにあり、瓦礫の撤去や片付けなど、やることがたくさんある、という話を多く伺いました。事前に連絡なく避難所を訪れた際には閑散としていたこともあり、ストレッチと体操に参加した後、作業に戻る方もいらっしゃいました。

ただし、自宅の片付けなどを除いた外出は、被災前から比べると頻度が減った方が半数、外出の回数が週1

回未満の「閉じこもり」状態の方が過半数となっていました。避難所から外出しようにも外出する先がなくなった、という理由が多く聞かれていました。仮設住宅へ入居した後に話を伺った方によると、仮設住宅では外出することがない上、避難所に比べると、できることが限られ、周囲に知人が減り、活動がより少なくなったとのことでした。被災した住民が、地域の復旧や復興に早い段階から継続的に関われる仕組みがあれば、避難者の健康の維持にもつながるのではないかと思われます。

私たちが避難所で行ったうつ状態に関する調査では、約6割の方が専門家への相談が必要な水準を示していましたが、併せて気分の尺度にも回答いただいた方では、無気力やイライラといった傾向は見られませんでした。面談や聞き取りでは、震災そのもののショックや避難のストレス、うつ的な辛さではなく、将来への不安が多く聞かれ、抑うつ状態とまでは言いがたい方がほとんどでした。

被災地への支援において、被災者に対する心理的な支援が望まれることは論を待ちませんが、心理的な支援は専門的な知識・技術・経験が必要です。広範囲で大規模な災害の場合、スクリーニングや予防的な支援を、専門家により多くの避難所で繰り返し実施することは難しいと思われます。専門家による心理的な支援とは異なりますが、ストレッチングや体操などの軽い運動に気分が改善する効果があるということは、被災者がストレスに対応する上での支援に有用な方法が増えたのではないかと考えています。

ストレッチや体操などの軽い運動は、廃用症候群などの予防が第一の目的ですから、多くの人を対象に定期的に実施し、精神的なストレスの自覚の有無にかかわらず参加を促すことができると思われます。また、これらの軽い運動を実施した場面では、参加者が支援者と自然に話し出す場面が多く見られました。このような会話は、心理的な支援の必要性が感じられる避難者を見つけていく機会になるのではないかと思われます。また参加者と支援者の間だけでなく、参加者同士が話し始める場面も多く見られました。避難所内では、必要なこと以外、避難者の間での会話は多くないとのことでしたので、運動への参加が避難者同士のコミュニケーションのきっかけになることも期待できるのではないかと考えられます。

実証的な検証はまだまだ不足していますが、避難所でストレッチや体操などの軽い運動を継続して行うことで、廃用症候群の予防と共に、ストレスへの対応力を保ち、ストレス関連疾患の発症を抑制することができるのではないかと期待しています。避難により災害から身を守った後は、軽い運動を続けることで震災関連死から身を守る、避難所では体を動かそう、という意識が広く共有されるようになることを願っています。

最後となりましたが、東日本大震災や原子力発電所の事故による被災者の方々に、心よりお見舞い申し上げますと共に、このたびの震災により亡くなられた方々に、謹んで哀悼の意を表します。

震災後、牡鹿半島の被害については数える程の報道しかなく、当初は支援物資も十分に届かず、その後の復旧もなかなか進みませんでした。避難所では多くの方が「見捨てられたのではないか」と口にされ、私たちに「世の中から忘れられていないと感じられた」と声をかけてくださいました。私たちの支援が、被災者の方々の何かのお役に立てたのであればと願っています。この支援活動を行うにあたり、ご協力いただいた皆様に厚く御礼申し上げます。

第４章 地震後に生じる心理ストレスと身体の揺れ

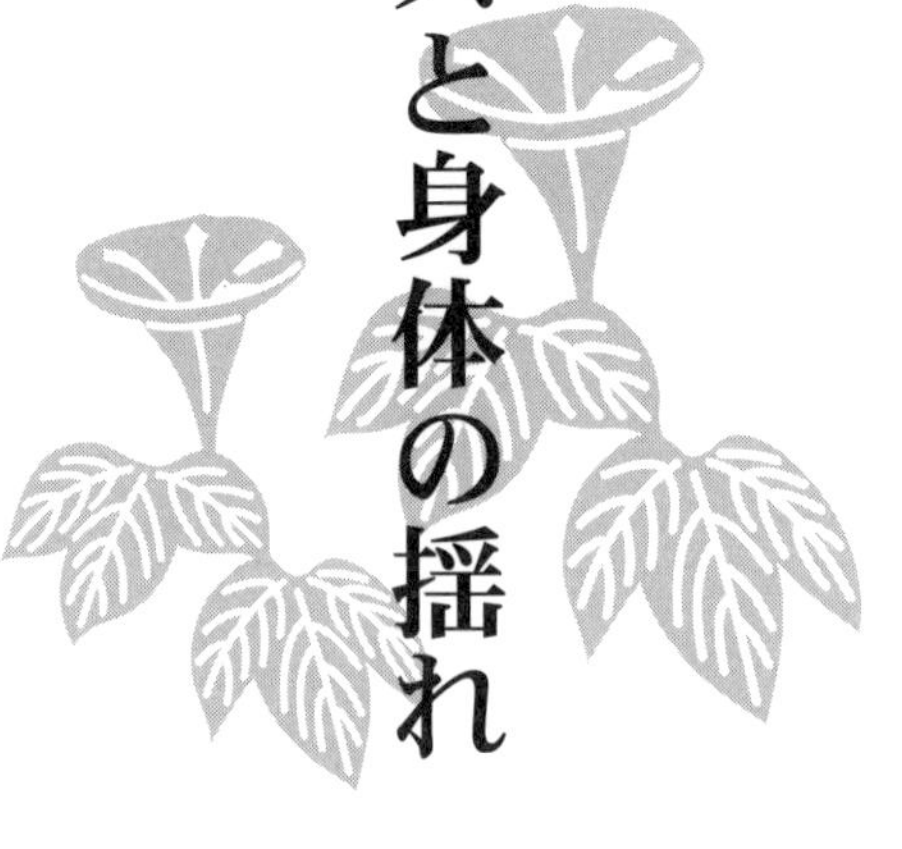

1 はじめに

２０１１年３月11日に発生した東北地方太平洋沖地震は、その後も多くの余震を引き起こし（図4-1）、震源地から約３５０キロメートル離れた東京でもめまいを訴える人が報告されるほどでした[8]。当時東京にいた筆者は、一日に幾度となく繰り返される余震に敏感になり、揺れに対する感覚が非常に鋭くなったことを記憶しています。そのため、巨大地震以前は自覚することがなかった震度１程度の微細な振動にも過敏に反応するようになり、夜中の就寝中においても目を覚ますことが多くなりました。その背景には、「この小さな振動が、いつかまた大きな地震につながるかもしれない」といった不安感が常にあったと思います。読者のなかにも似たような経験をした方は多いと想像します。揺れを「感じた」とき、地震で揺れているのか、自分の頭のなかだけが揺れているのか判断しづらくなった経験から、ひょっとしたら自分の身体は常に揺れているのではないかと疑問に思ったことを覚えています。そのようなモチベーションから、巨大地震後の心と身体に関する調査を行

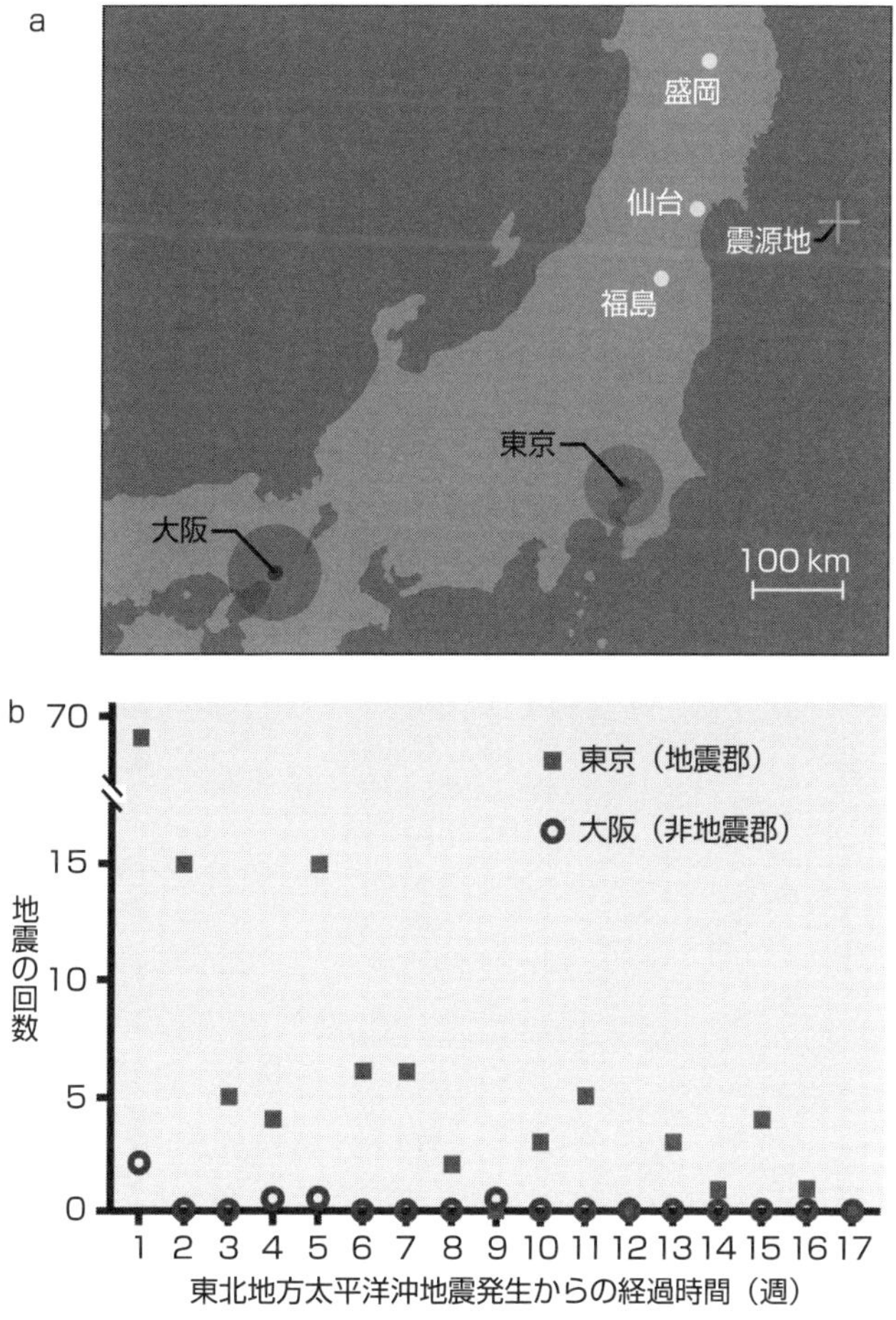

図 4-1　調査地域と地震回数

(a) 東北地方太平洋沖地震の震源地, サンプル対象地域の東京（地震群）と大阪（非地震群）, また被害の大きかった岩手，宮城，福島の位置を示します。震源地から東京と大阪までの距離は，それぞれ約 350 km と約 700 km です。東京，大阪を取り囲む透明円は，それぞれのサンプル対象者の移住地範囲を示します。(b) 東京および大阪における，2011 月 3 月 11 日から 2011 年 6 月 6 日までの震度 2 以上の地震数を週単位で表しています。地震数の情報は気象庁の震度データベースから分析しています（http://www.seisvol.kishou.go.jp/eq/shindo_db/shindo_index.html）。

表4-1　めまいの分類

	末消性	中枢性
特徴	回転感	動揺感
経過	一過性	持続性
症状	激しい吐き気	少ない
原因部位	内耳	脳幹・小脳
原因疾患	メニエール病	脳出血
	突発性難聴	脳梗塞

いました。本章では「主観的な心理ストレス」と「無意識的な身体の揺れ」を測定した調査を紹介します。またその調査結果に基づいて、巨大地震後の心理的・身体的な支援の一助になりえる考察をしたいと思います。

2　地震がヒトにもたらす影響

地震とめまい

巨大地震は建物の倒壊や火災などの物理的被害をもたらすだけでなく、不安障害、うつ病、睡眠障害、心的外傷後ストレス障害（PTSD）などの精神疾患の有病率を高め、また、めまいのリスクも高めることが知られています[2][5]。6千～7千世帯を対象とした「東日本大震災に関する特別調査」（2012年2月15日発表、慶應義塾大学パネルデータ設計・解析センター）の全体の様子をみても、震災後の2011年6月に「頭痛・めまい」を訴える人が、岩手・宮城・福島の東北三県において増加していました。阪神・淡路大震災後においても同様の、いわゆる「地震酔い」が報告されています。めまいは一般的に大きく二つの異なるレベルにおける神経障害に分けて考えることができます（**表4-1**）。ひとつはメニエール症に代表されるような内耳（蝸牛と前庭、三半規管からなる部位）などの末梢性（中枢神経から体全体に伸びている神経系）の障害であり[6]、もうひとつは脳血管障害などでみられる脳幹、小脳など中枢性（脳と脊髄からなる神経系）の障害

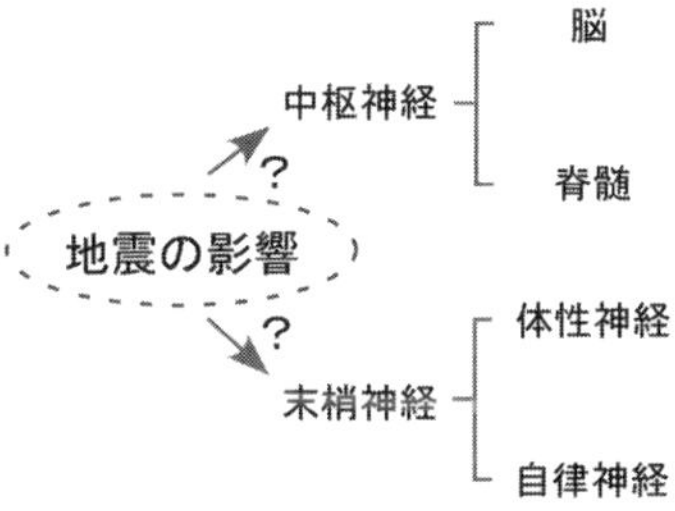

図４-２　地震が神経系へ与える影響

神経系は大きく末梢神経と中枢神経の二つに大別できます。このうち，地震がどちらの神経系に影響を与えるかを調べました。

です[1]。これら2種類の障害はいずれも平衡感覚機能（身体のバランスを調整する機能）の異常を伴いやすいのですが、末梢性障害の症状は身体の重心がゆっくりした揺れ（低周波数）として表れ[3]、他方、中枢性障害は速い揺れ（高周波数）として表れます[4]。

平衡感覚機能と心理ストレス

さらに、平衡感覚機能は不安などの心理ストレスに影響されやすく[10]、２０１１年の震災においても中枢系の異常によって平衡感覚機能の異常が引き起こされていた可能性があります。一方、長期にわたって繰り返された余震が末梢系の内耳に直接的な影響を与え、平衡感覚機能の異常を引き起こしている可能性もあります。地震がめまいを引き起こすメカニズムはよく分かっていませんが、巨大地震の後に精神疾患の傾向が増加することから、中枢系への作用が考えられます。また別の作用として、繰り返される物理的な揺れが末梢系に影響を与えていることも考えられます（**図４-２**）。そこでこの調査では、膨大な地震の経験が平衡感覚機能に与える影響を「主観的な心理ストレス」と「無意識的な身体の揺れ」から検討しました。

3 心理ストレスと身体の揺れに関する調査

調査地域の選定

本震の約4カ月後の2011年7月6日から25日の期間中に、余震を繰り返し経験したグループ（東京在住52名：地震群）とほとんど経験しなかったグループ（大阪在住49名：非地震群）のデータを取得しました。4カ月間の余震の経験数（震度2以上：東京139回、大阪7回）をデータに反映させるために、放射能への不安ストレス要因と都市生活におけるストレス要因を調査地域の選考基準にし、それらの影響が同じ程度であることを確認しています。また、いずれの参加者も過去に身体的・精神的な病歴がない健常な大学生であり、東北地方太平洋沖地震の直前から測定日までの間に、3日以上その地域から外に出ていないことを確認しました。これらの条件を設定することで、可能なかぎり地震経験の影響に焦点を絞って検討しました。ちなみに震度という指標は日本独特の尺度で、地震の揺れの強さを震度計で観測し、それを受けた人々がどのように感じるのかをカテゴリー化したものです。例えば震度2は「屋内で静かにしている人の大半が揺れを感じる」と定義されています（気象庁震度階級関連解説表、http://www.jma.go.jp/jma/kishou/know/shindo/kaisetsu.html）。

身体の揺れの測定

平衡感覚機能を推し量るために、身体の重心位置をリアルタイムにモニターする重心計によって、身体の無意識的でごく小さな揺れを測定しました（開眼および閉眼条件：各60秒を3セット行い、それぞれの条件の平

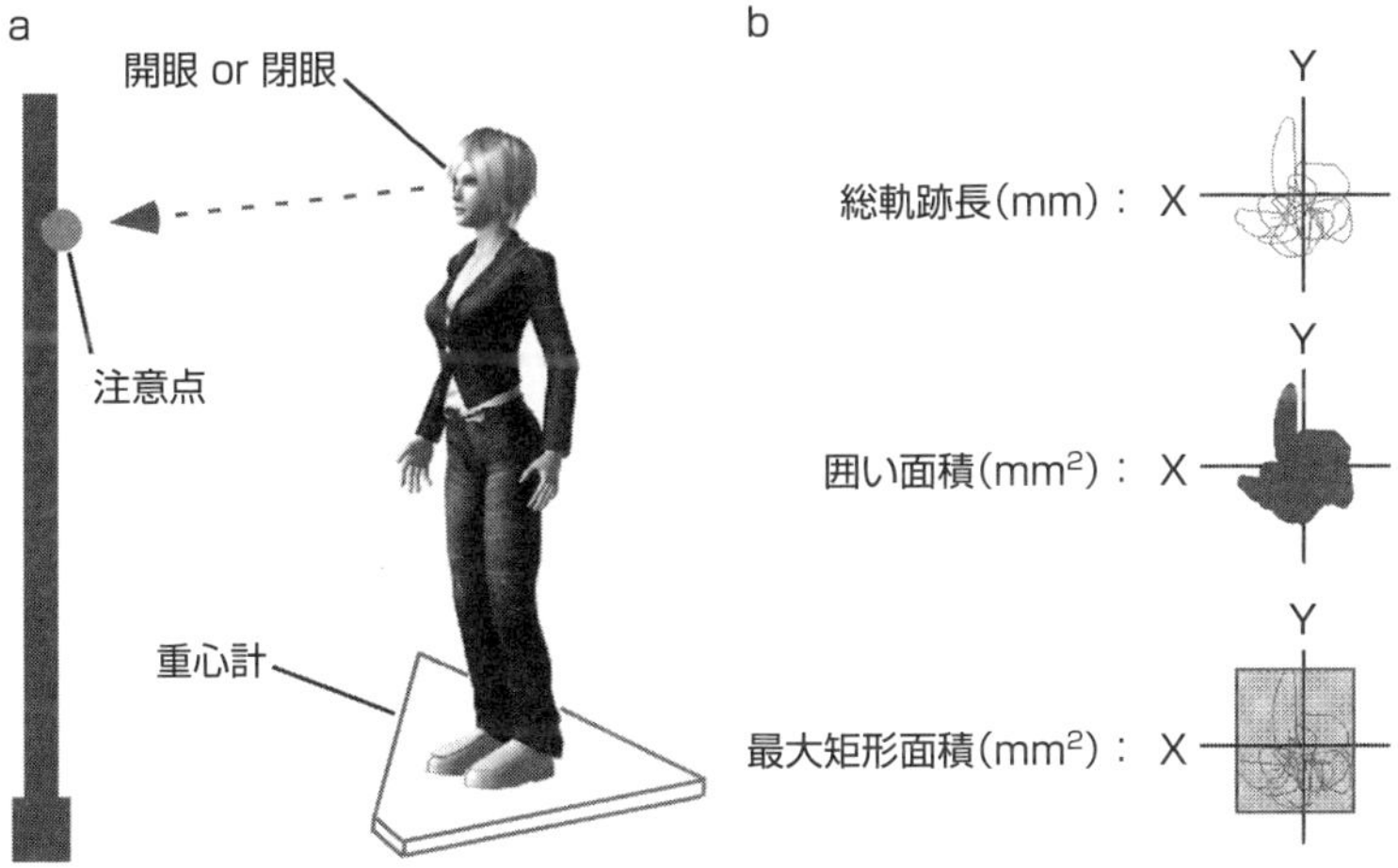

図4-3　平衡感覚機能の測定

(a) 測定の手続き。参加者は重心計プレートに乗り，安定した姿勢を保ちます。目を開けたときの視線は同じ目線の注視点に合わせます。目を開けたときと目を閉じたときのごく小さな重心の揺れを，平面（X-Y座標）上で測定することによって，平衡感覚機能を分析しています。(b) 重心の揺れの分析方法。重心の移動距離を示す「総軌跡長」，重心の移動範囲を示す「囲い面積」，突発的な重心移動を範囲に反映させる「最大矩形面積」の3指標を分析しました。

均を算出）（図4-3）。そのデータを、身体の重心移動の距離を示す「総軌跡長」、重心移動の平面範囲を示す「囲い面積」、突発的な重心移動を平面範囲に反映する「最大矩形面積」の3指標で表しました。また、身体の揺れの種類（揺れの速さによる違い）を調べるために、重心の揺れのデータの周波数解析も行いました。

心理ストレスの測定

心理ストレス指標として、「状態・特性不安検査（State Trait Anxiety Inventory）」の状態不安尺度（ある特定の場面で感じられる不安）と特性不安尺度（慢性的に感じられる不安）、「ベック抑うつ評価尺度（Beck Depression Inventory）」（意欲・食欲・精神活動の低下など）、「改訂出来事インパクト尺度（Impact of Event-Scale Revised）」（トラウマ記憶など）、「ピッツバーグ睡眠質問票（Pittsburgh Sleep Quality Index）」（睡眠の質や時間など）の5種類を質問紙によって調査しました（いずれの尺度も数値が高いほど重症を意味します）。さらに、地震および放射能に対する不安を、0から100までの値で答えてもらう線分評価方法「全く不安がない：0〜非常に強い不安を感じる：100」で調べました。

4　地震が心と身体に与える影響

地震群と非地震群の比較

地震群と非地震群のグループを比較した結果、地震群の身体の揺れは、目を閉じたときにかぎり非地震群よりも大きいことが分かりました（表4-2）。もともとヒトは、目を開けていることによって身体のバランスを取りやすくなり、揺れが小さくなります。逆に目を閉じていると、視覚環境の手がかりがなくなり、揺れが大きくなります。このことから、繰り返される地震の経験は平衡感覚機能に異常をもたらすことが閉眼条件から分かりましたが、その異常は視覚補正によって抑えられている（目を開けていると身体の揺れが少なくなる）ことが考えられます。一方で、すべての心理ストレスのスコアに群間差は見られませんでした。この比較のみから考えると、繰り返された地震は「心」には影響を与えていないが、「身体」には影響を与えていると言えます。

心理ストレスと身体の揺れの関係

次に、地震群において、心理ストレスと身体の揺れの関係を分析した結果、目を閉じたときにおいてストレス指標（状態不安傾向、特性不安傾向、うつ病傾向）が高い人ほど身体の揺れ（総軌跡長、最大矩形面積、囲

表4-2　地震群と非地震群の比較

	地震群（52名の平均）	非地震群（49名の平均）	p 値
基本情報			
性別			
女性（人数）	32	30	−
男性（人数）	20	19	−
年齢	20.88	20.12	0.228
体格指数（kg/m^2）	20.27	20.59	0.464
運動歴（年）	7.90	7.02	0.393
ストレス関連質問紙			
状態不安傾向尺度	43.85	43.80	0.979
特性不安傾向尺度	47.91	48.14	0.636
うつ病尺度	10.82	10.20	0.635
出来事インパクト尺度	25.76	24.78	0.896
睡眠障害尺度	3.25	3.61	0.402
重心計（身体の揺れ）測定			
総軌跡長（mm）			
開眼条件	428.7	412.2	0.192
閉眼条件	599.9	495.8	**0.003**
最大矩形面積（mm^2）			
開眼条件	521.0	402.3	0.191
閉眼条件	675.9	467.9	**0.007**
囲い面積（mm^2）			
開眼条件	156.4	137.7	0.418
閉眼条件	217.2	144.3	**0.003**

太字は地震群と非地震群に差があったことを示します。

い面積）が大きくなる傾向が見られました（図4-4）。地震群とは対照的に非地震群では、心理ストレスと身体の揺れに関係は見られませんでした。これらの結果から、地震をたくさん経験した人では、心理的不安の影響と平衡感覚機能の異常に強い関連があること、つまり地震の経験が中枢性の障害に関連して身体に影響を与えていることが考えられました。

個人の脆弱性の影響

さらに関連が見られた状態不安傾向、特性不安傾向、うつ病傾向の心理ストレスデータを中央値（データ全体を大きさの順で並べたときに中央にくる値）で高低2群に分けてそれぞれ分析を行ったところ、状態不安傾向は、スコアの不安状態傾向が高い群において身体の揺れ（総軌跡長、最大矩形面積、囲い面積）と関係が見られました（図4-5）。一方、状態不安傾向の低い群ではいずれの関係も見られませんでした。特性不安傾向は、スコアの高い群において総軌跡長と関係が見られましたが、最大矩形面積と囲い面積では関係が見られなく、またスコアの低い群では身体の揺れといずれの関係も見られませんでした。うつ病傾向では高低群のすべてにおいて身体の揺れと関係は見られませんでした。これらの結果は、状態不安が強い人（ストレスに弱い人）ほど平衡感覚機能の悪化が強まることを示しています。

心理ストレスと抹消系障害

周波数解析では、末梢系機能の障害を反映するゆっくりとした揺れ（低周波数帯域：0・1ヘルツ未満）が非地震群に比べて地震群で大きいことから（図4-6a）、膨大な地震の経験が抹消系機能の異常に影響を与えて

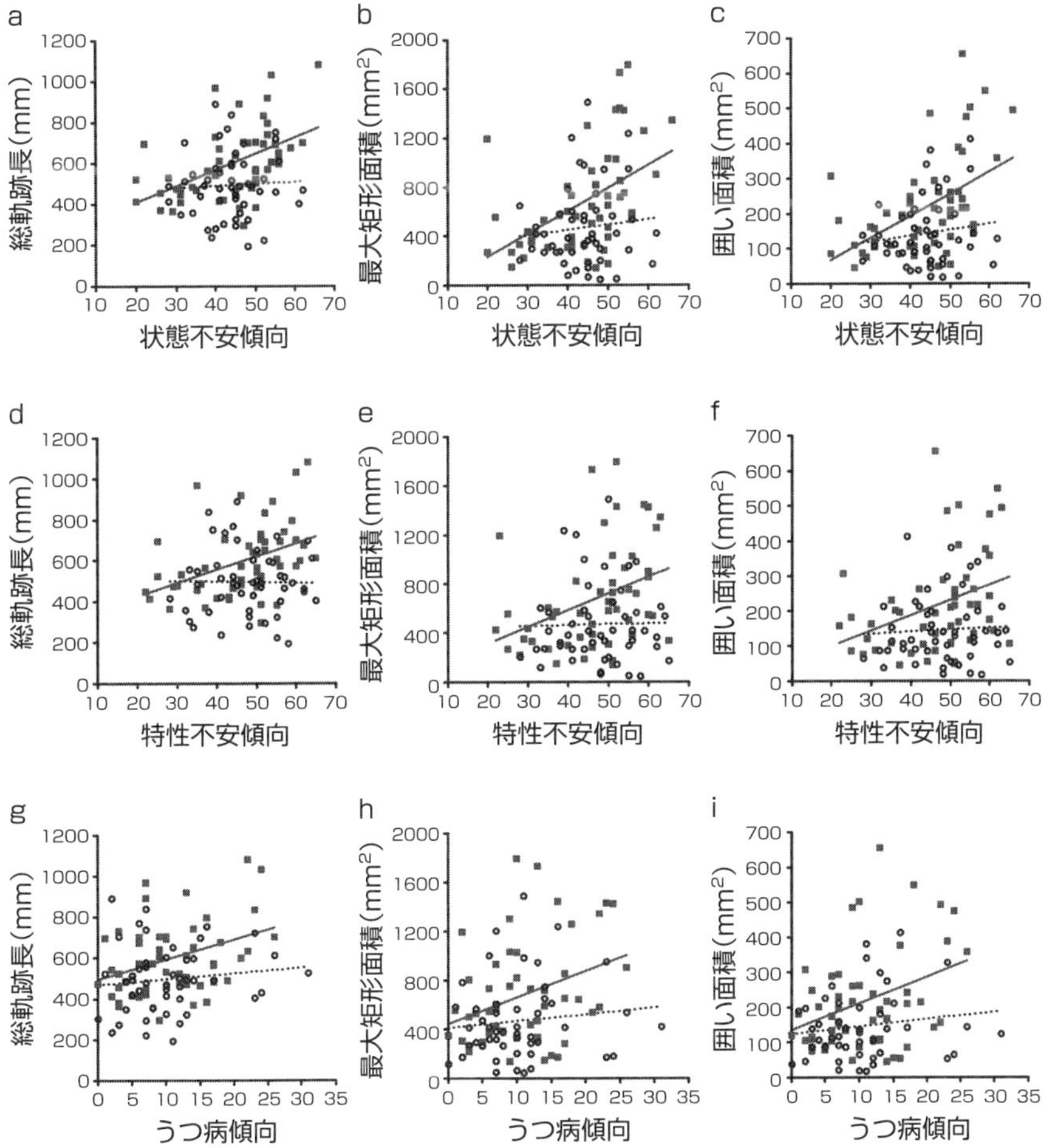

図 4-4　心理ストレスと身体の揺れとの関係

身体の重心の揺れを示す「総軌跡長」(a, d, g),「最大矩形面積」(d, e, h),「囲い面積」(c, f, i) は, 地震群で目を閉じたときの「状態不安傾向」(a, b, c),「特性不安傾向」(d, e, f),「うつ病傾向」(g, h, i) と関係がありました。非地震群ではいずれの関係も見られませんでした。四角マークおよび実線は地震群, 円マークおよび点線は非地震群を示します。

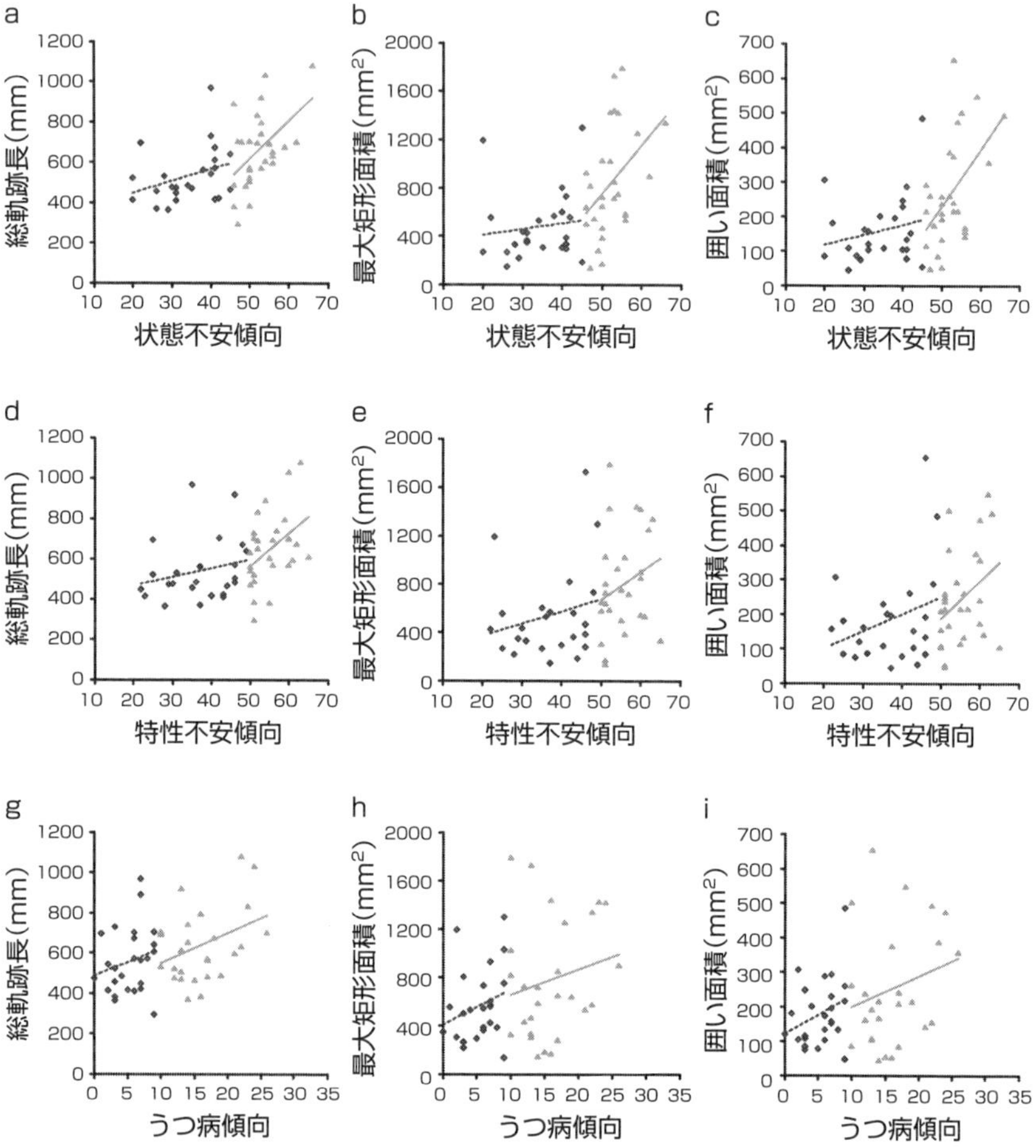

図 4-5　心理ストレスの脆弱性と身体の揺れとの関係

「状態不安傾向」が高い群は「総軌跡長」(a),「最大矩形面積」(b),「囲い面積」(c) と関係がありました。「特性不安傾向」が高い群は「総軌跡長」(d) と関係がありましたが,「最大矩形面積」(e),「囲い面積」(f) とは関係がありませんでした。「うつ病傾向」が高い群ではいずれの指標とも関係がありませんでした (g, h, i)。ストレス指標の低い群ではすべての平衡感覚指標と関係がありませんでした。ひし形マークおよび点線はストレス指標の低い群を示し，三角マークおよび実線はストレス指標の高い群を示します。

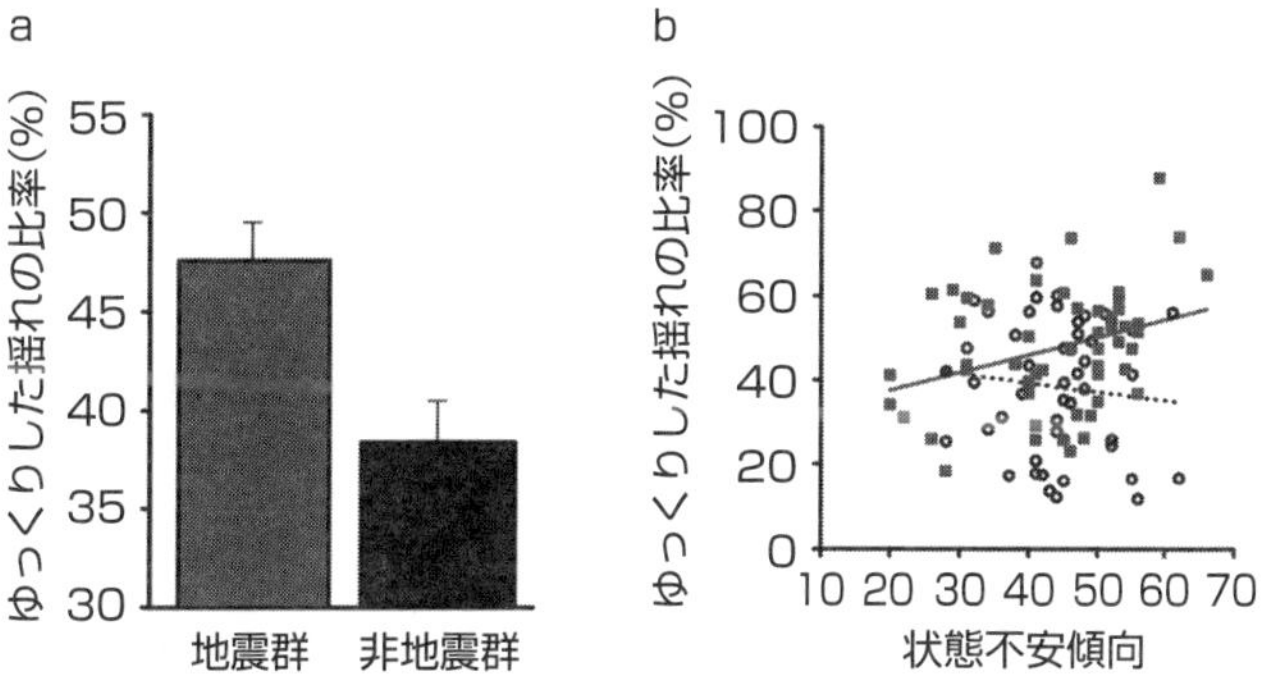

図 4-6　心理ストレスと末梢系機能異常との関係

身体の揺れを，速い揺れ（高周波数成分：1.0 ヘルツ以上）とゆっくりした揺れ（低周波数成分：1.0 ヘルツ未満）に分け，それぞれの比率を計算しました。(a) 地震群のゆっくりした揺れは，非地震群に比べて増大していました。(b) 地震群のゆっくりした揺れは「状態不安傾向」と関係が見られましたが，非地震群では見られませんでした。四角マークおよび実線は地震群，円マークおよび点線は非地震群を示します。

いることが考えられました。さらに、非地震群では見られなかった状態不安傾向との関係が地震群で見られ（図4-6b）、これらの結果から、心理ストレスが内耳などの末梢系に関与していることが考えられます。つまり地震の経験は、中枢系だけでなく、（おそらく中枢系を通って）抹消系にも悪い影響を与えていると考えられます。

5　調査のまとめ

調査した参加者のなかでは地震群、非地震群ともにめまいを訴える人はおらず、また心理ストレス指標に差はありませんでした。しかし目を閉じた状態で測定した身体の揺れは明らかに地震群で大きく、平衡感覚機能の異常が考えられます。さらに心理ストレスと身体の揺れの分析から、平衡感覚機能の異常は、中枢系と末梢系の両方の影響によってさらに進んだと考えられます。繰り返された地震は内耳機能に直接作用し、また繰り返される地震に対する心理的な影響は、中枢性の機能を通して心理ストレスに弱い人に作用し、トップダウン制御（例えば、地震がまた起きるに違いないという思い込み）を繰り返すことによって、条件反射レベルの恐怖反応を引き起こしていた可能性が考えられます。つまり、少しの揺れを感じただけで過剰に反応してしまう行動があったと思われます。

6　巨大地震後の支援

今回の調査は東京と大阪であり、地震の直接的な被害はどちらもほとんどない地域でした。それにもかかわらず、大阪に比べ多くの地震を経験した東京在住の人では、平衡感覚機能の乱れが大きくなっていました。今回明らかになった平衡感覚機能の乱れは、めまいの発症にまで至るほどのものではありませんでしたが、東京とは比較にならないほどの地震が発生した岩手（この調査と同じ基準で２７０回）、宮城（同３８８回）、福島（同６０７回）では、膨大な数の地震を繰り返し経験することで平衡感覚機能の異常が生じ、めまいやさまざまな精神疾患が生じる原因のひとつとなっていた可能性が高いと思われます。

小さな揺れに対しても無意識的に過剰反応するようになってしまった身体が、特に心理ストレスに弱い人にとって、のちのち重い精神疾患に結びつく可能性は否定できません。膨大な余震を招く巨大地震の災害ケアでは、身体の機能異常を可能なかぎり減らすほうがよいと思われます。そのためには、身体の揺れを抑える薬物療法[9]や、バランスコントロールのリハビリテーション[7]などの、身体機能障害に対するアプローチが心理的サポートに結びつくはずです。今後は本調査をもとに研究を発展させ、巨大地震に対するリスクマネジメントとしての、科学的な根拠に基づいた支援策を提案したいと思います。

注釈

本章で扱った研究は、当時の所属である国立精神・神経医療研究センターにおいて、「日本心理学会　東日本大震災からの復興のための実践活動及び研究の助成金」（代表：本間元康、期間：２０１１年６月～２０１２年９月、研究名：余震の長期経験後に生じる平衡感覚の異常に関する予備的研究）を受けて行ったものです。方法や結果の詳細は、オープンアクセス（無料閲覧）雑誌 "*Scientific Reports*" に掲載された論文（Motoyasu Honma, Nobutaka Endo, Yoshihisa Osada, Yoshiharu Kim, and Kenichi Kuriyama. Disturbances in equilibrium function after major earthquake. Vol 2, 749, 2012）に記載されております。この場を借りて、改めて日本心理学会および共同研究者に感謝の意を示します。

第Ⅲ部

被災した災害救援者への心理支援

第5章 多職種協働によるこころの健康支援のシステム作成——陸前高田市での実践活動

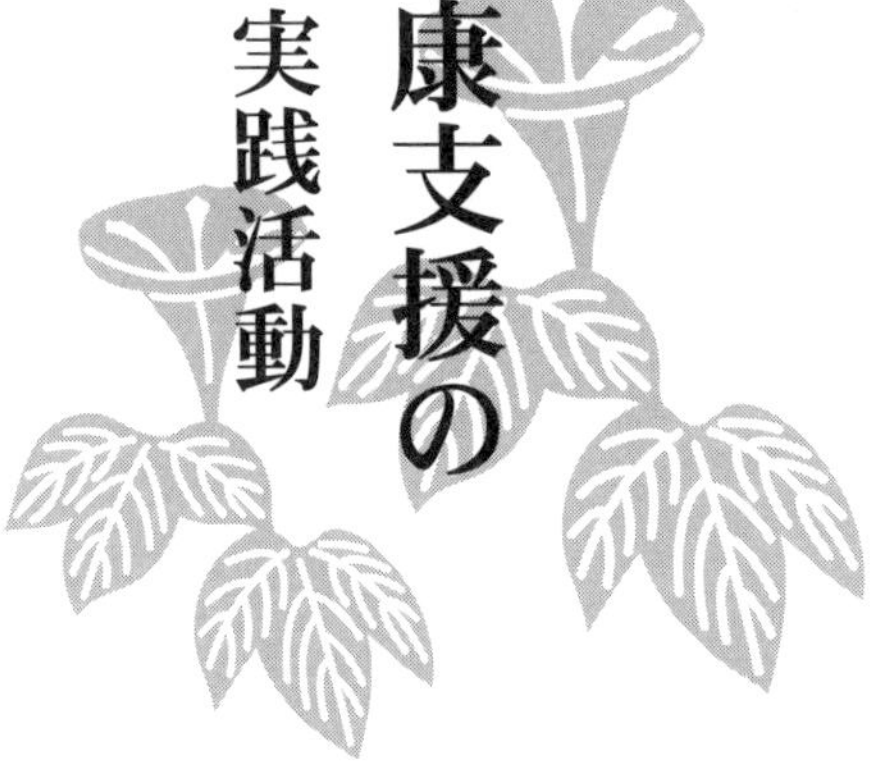

1 はじめに

災害時には、被災者だけでなく被災者を援助する人のこころの健康にも、さまざまな不調がもたらされます。しかし、被災地では人的資源の不足や関連機関どうしの連携が不十分なことなどから、支援の必要な人に十分な支援が届いていない可能性が言われていました。このことは、こころの健康支援を必要な人に届けるアウトリーチが不十分であり、さらなる工夫が必要であったことを示しています。

本章では、東京大学大学院医学系研究科精神保健学分野・精神看護学分野が中心となり、陸前高田市の消防団員を対象として行った、こころの健康を支援する活動を紹介します。私たちの支援活動は、発災直後の急性期の支援ではなく、中長期的な支援に焦点を当てたこと、多職種協働による支援システムを構築し運用につなげたことに、その特徴があります。

・契機：
　岩手県立大船渡病院救命救急センターからの依頼
・依頼内容：
　陸前高田市消防団（710名）へのこころのケア
・活動の流れ：
　（1）現地ヒヤリング：2012年5月2〜3日
　（2）現地との調整，相談員のトレーニング
　（3）陸前高田市消防団の相談所
　（4）消防団員への健康教室

図5-1　支援活動の概要

2　支援活動の概要（図5-1）

この活動を開始するきっかけとなったのは、２０１２年春に、岩手県立大船渡病院の救命救急センターより「陸前高田市消防団員７１０名のこころのケアをサポートしてほしい」と、東京大学大学院医学系研究科精神保健学分野・精神看護学分野に、個人的なつながりから依頼を受けたことでした。これを受け、東京大学のメンバーが陸前高田市および大船渡市へ出向き、大船渡病院と陸前高田市の消防関係者からヒヤリングを行いました。その後、東京大学のスタッフと大学院生を中心とした支援チームを結成し、後に述べる消防団や関連機関との打ち合せ、健康相談および健康教室を開催することになりました。

この事業を実施するにあたり、岩手県や陸前高田市、陸前高田市消防署および消防団、周辺自治体の保健医療関係機関との事前調整を入念に行いました。また、これらの支援事業に出向いたチームは、保健師・看護師、臨床心理士、医師、精神保健福祉士などさまざまな対人援助の有資格者で構成されていました。

3　活動内容の実際

この活動は、現地でのこころの健康の支援に関して、（1）関連機関とのネットワークの構築、（2）個別の健康相談、（3）集合形式による健康教室、の3点から構成されました。以下では、それぞれの内容について説明します。

関連機関とのネットワークの構築

消防団は市の管轄団体であるため、消防団を支援の対象とするにあたり、さまざまな関係機関と協力する必要がありました。最終的には10機関（大船渡保健所、陸前高田市役所民生課、同社会福祉課、陸前高田市消防団、陸前高田市消防本部、岩手県立大船渡病院、岩手県立高田病院、岩手県保健福祉部障がい保健福祉課、裸足醫チャンプルー、ジャパン・プラットフォーム）と、2個人（司法書士、ヨガインストラクター）とのネットワークが築かれました。

これらの関連機関とは、何回かの連絡調査会議や個別の打ち合せを通じて、支援活動の目的を丁寧に説明し、支援内容について協議を重ねました。この際に気をつけたのは、カウンセリングなど狭い意味での精神科の治療は行わないこと、心理社会的な支援に焦点を当てたプログラムを行う予定であることで、そのことを専門用語を避けつつ分かりやすい言葉で説明しました。

個別の健康相談

A　相談ガイドの作成

こころの健康相談を行う際、どの相談員が担当しても同一のサービスを提供できるように、相談員用の相談ガイドを作りました。相談ガイドは、精神科医1名と臨床心理士1名が中心となり、災害保健の専門家2名の助言を得ながら作成しました。相談ガイドは、「1　はじめに」「2　面談が始まるまで」「3　面談の進め方」「4　面談終了後の手続き」「5　事後対応」「6　相談員のみなさまへ」の6つのパートから構成されました。「3　面談の進め方」のパートでは、面談を進めるうえでの台本も記載し、より実際的な内容となるよう工夫しました。また、相談ガイドを読めば、相談員が面談の流れについてイメージがわき、不安を感じることのないよう、資材の準備や調達方法の詳細などについても書き記しました。さらに、説明用の資料やワークシートなども充実させ、面談をスムーズに進めるためのツールも十分に盛り込みました。

B　健康相談

健康相談は、「陸前高田市消防団の相談所～いちねんけんしん」と名づけられました。「震災後1年が経過した時期に自分のこころの健康を見直してみませんか」というメッセージとともに団員にチラシで広報を行いました。

事前に実施されていた「改訂出来事インパクト尺度（IES-R）」（強いストレスを伴うような出来事にまきこまれた後の、心身への影響を評価する質問紙）で高得点だった消防団員に対しては、特にお手紙で案内しました。相談では、保健師・看護師、臨床心理士、医師、精神保健福祉士など、対人援助の資格をもつ人が個別面接を行いました。面接は、現在の健康状態と自己管理の状況の把握、精神保健ニーズ（精神的問題）のアセスメント、災害後の精神保健や相談先などの情報提供から構成されました。精神保健ニーズの評価には『Ｍ・Ｉ・Ｎ・Ｉ――精神疾患簡易構造化面接法』（星和書店）の「うつ病」および「ＰＴＳＤ」セクションを参考に面接を構造化させ、どの相談員でも一貫した評価ができるようにしました。

導入部分では、消防団のこれまでの活動に対するねぎらいの言葉を含めること、自分たちが県外から来ている相談者であることを述べるようにしました。必要に応じて法律や債務の専門家にも相談できるように、現地での専門家のリストも整備しました。

岩手県立高田病院のご厚意で相談所用に部屋を貸していただけることになり、２０１２年6月23日から8月末までの、合計10週間の週末に相談所を開設し、期間中に合計15件の来談がありました。

集合形式による健康教室

Ａ　健康教室プログラムの作成

集合形式による健康教室は、消防団員全員に、情報と健康教育の機会を提供するために計画されました。健康教室プログラムは臨床心理士3名が中心となって作成し、あらかじめ行われた、個別の健康相談で得られた意見も反映させて完成しました。実施に先立ち、教室で使うワークブック形式の冊子も作りました。

プログラムでは、大規模な災害のあとに起こりやすい症状についての情報提供とともに、ストレス対処能力の向上に役立つスキルトレーニングも含めました。また、個別の健康相談に来談した団員からは、「仮設住宅であまり身体を動かせていないので、身体を動かすようなプログラムがあるとよい」との要望が出されたため、ヨガもプログラム内に取り入れることにしました。

プログラムの作成に際しては、情報提供だけでなく、身体を動かすプログラムや、グループワークで他の団員と意見を交換する時間も設けました。また、健康冊子の最後には、利用できる社会資源と健康診断について、大船渡保健所と陸前高田市役所より情報を提供いただき、掲載しました。

B　プログラムの構成（表5-1）

表5-1は、陸前高田市消防団の団員を対象として、災害後のＰＴＳＤ（心的外傷後ストレス障害）やうつ病の予防と早期発見を目的に実施された、心理教育ストレスマネジメントのプログラムです。このプログラムは1回１２０分の単発セッションで構成され、災害や事故などの危機的な事態へ直面した場合に一般的に生じやすい心身の症状の説明と、症状が長びいている場合の受診の勧めをプログラムの中心としました。また、ストレスに対処する能力を向上させるために、ヨガを含むリラクセーション技法、日常生活での行動の幅を広げるための行動活性化技法を用いたグループワークも行いました。次は、プログラムの詳細です（カッコ（　）内の数字は、表5-1のプログラムのタイトルを示しています）。

(1) ストレス性の精神障害に関する心理教育（②）

突然の自然災害、事件、事故、それらに伴う家族、友人、知人との突然の死別など危機的な事態に直面した人には、強い不安や恐怖、不眠、動悸、落ち込みなど、心身にさまざまな症状が生じることがあります。これらの症状は、通常は時間が経てば軽くなっていきますが、場合によっては症状が長びき、また重くなることもあるため、適切なフォローとケアが必要となります。このパートでは、危機的な事態が起きたときに一般的にみられやすい症状についての心理教育とノーマライゼーションを目的として、身体症状、抑うつ症状、不安症状の具体例を解説し、あてはまる場合は適切に援助を求められるような情報を提供しました。

表 5-1　陸前高田市消防団の健康教室プログラムの概要（120 分）

タイトル	時間	内容
①今日みんなでやること ゲームでリラックス	10：00～ 10：15	・担当スタッフ自己紹介，プログラムの全体の流れを簡単に説明し，アイスブレイクを実施。
②こころとからだのケアのポイント	10：15～ 10：30	・身体症状，うつ症状，不安（PTSD）症状の解説。 ・慢性的なストレスの影響と，生じやすいストレス反応について解説し，健康教室の目的を伝える。
③ヨガを体験しよう	10：30～ 11：10	・ストレス解消法としてヨガを体験する。
④ひとやすみ	11：10～ 11：20	・休憩を 10 分入れる。参加者に声かけする。
⑤みんなで考えよう「ちょっと気分が良くなること」	11：20～ 11：30	・行動活性化技法の導入。模造紙を使い，グループごとに「やると気分が良くなること」と「やっても気分が良くならないこと」を書き出し，グループごとに発表。
⑥じぶんの「ちょっと気分が良くなるプラン」を作ってみよう	11：30～ 11：40	・行動活性化技法によるストレス対処について解説し，「ちょっと気分が良くなるプラン」を作成。
⑦リラックス法を体験しよう	11：40～ 11：55	・呼吸法と漸進的筋弛緩法を全体で体験。
⑧困ったときの相談先 今日のふりかえり	11：55～ 12：00	・困った時の相談先として地域資源を紹介し，残りの時間で感想と質問受付。

（2）心理学的ストレスモデルに基づく心理教育（②）

心理学的ストレスモデルのなかでも特にストレス反応の分類と、ストレス反応が長びいた場合に見られやすい関連疾患へとつながる可能性について解説し、ストレス反応への気づきを促すことを目的としました。加えて、このプログラム内でストレスへの対処法として取り組む、ヨガ、行動活性化技法、リラクセーション技法への導入および動機づけとしました。

（3）ヨガを用いたエクササイズ（③）

近年第三世代認知行動療法で中心的な技法のひとつとなっている、マインドフルネス技法のなかでよく用いられるヨガを取り入れ、心身のリラックス促進を目的として行いました。具体的な内容としては、ヨガの基本的な3つの姿勢について専門講師が解説、実演しながら参加者全員で体験するかたちで実施しました。

（4）行動活性化技法（⑤⑥）

認知行動療法の代表的技法のひとつである行動活性化技法を用いました。行動レパートリーを広げ、固定化されている逃避・回避行動パターンを検討し、またそれらをもとに対処パターンを改善して、より自然に強化子（楽しさ、達成感）が得られる生活状況を作り出そうとする、そのための計画を作ろうとして実施しました。

（5）リラクセーションに関する心理教育と呼吸法、漸進的筋弛緩法の実践（⑦）

認知行動療法と組み合わせて行われることの多い、代表的なリラクセーション技法である呼吸法と漸進的筋弛緩法を取り入れ、リラクセーション技法の体験と習得を目的としました。具体的には、リラクセーション技法のメカニズムと効果についての心理教育を行い、その後全体で呼吸法と筋肉をリラックスさせる漸進的筋弛緩法を体験しました。

（6）地域の相談窓口資源の紹介（⑧）

困ったときの相談窓口として、地域のさまざまな相談窓口を紹介しました。

・目的：消防団員全員への情報，健康教育の提供
・場所：陸前高田市役所会議室
・時期：2012年7月15日，22日，8月5日，19日
　（日曜日の午前中，合計4回）
・対象者：陸前高田市消防団員全員に告知を行い希望者に実施
・1回あたり2時間で実施
・概要：ストレスについての基礎知識，地域の各種資源の紹介，リラクセーション技法（ヨガ，呼吸法），ストレス対処のグループワーク

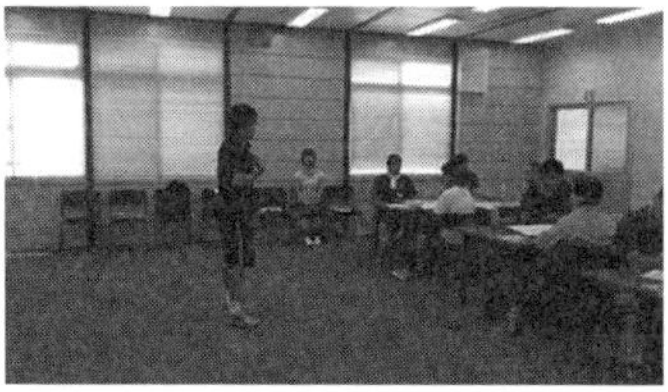

図5-2　健康教室（2012年）

C　プログラムの実施

健康教室は、陸前高田市役所の会議室を借りて、２０１２年７月15日、22日、８月５日、19日（日曜日の午前中、合計４回）に、１回あたり2時間で開かれました（**図5-2**）。各回2地区の消防団が参加し、合計８地区71名の団員が参加しました。健康教室の後には、短いアンケートを無記名で行い、教室への満足度などを評価しました。その結果、教室について「とてもよかった」「まあよかった」と答えた割合が百％であったほか、特に満足度の高い内容として、ヨガ・ストレッチ、ストレスについての知識、が挙げられました。

なお、消防団員への健康教室は、２０１３年（**図5-3**）、２０１４年（**図5-4**）にも引き続き行われました。

4　おわりに

本章では、東京大学大学院医学系研究科精神保健学分野・精神看護学分野が中心となり、陸前高田市の消防団員を対象として行ったこころの健康の支援活動を紹介しました。災害時のこころの健康の長期的・継続的な支援では、①個人に向けた臨床的な対応と、集団を対象とした公衆衛生的な対応と

- 目的：消防団員への健康教育の提供。特にチームビルディング，行動活性化に焦点
- 場所：陸前高田市役所会議室
- 時期：2013年9月8日，15日(日曜日の午前・午後，合計4回)
- 対象者：陸前高田市消防団員全員に告知を行い希望者に実施
- 1回あたり2時間
- 概要：つながるヨガ，チームビルディング，セルフケアプランづくり

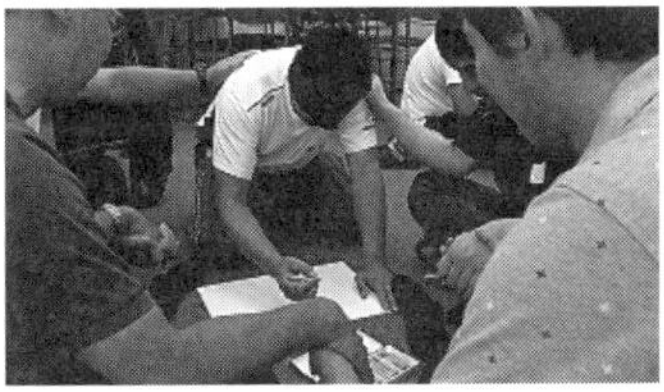

図5-3　健康教室（2013年）

- 目的：消防団員のチームビルディング
- 場所：陸前高田市役所会議室
- 時期：2014年12月13，14，20，21日(合計4回)
- 対象者：陸前高田市消防団員全員に告知を行い希望者に実施
- 1回あたり2時間
- 概要：いきいきミニ運動会，消防団の明日を考える

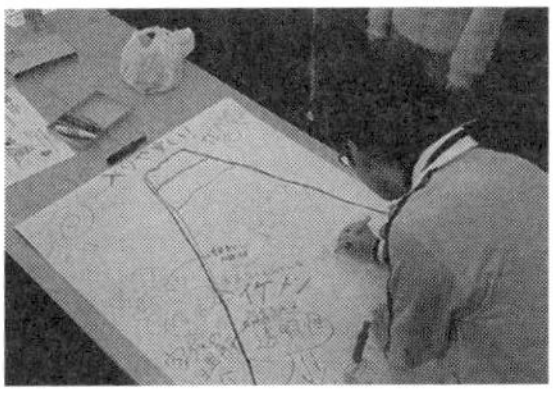

図5-4　健康教室（2014年）

いう2つの視点，②精神医療と精神保健とのしっかりとした連携が必要です。私たちの支援活動は，こうした点を踏まえ，さまざまな職種が協力する支援システムを作り運用につなげたことに，その特徴がありました。

本章を終えるにあたり，私たちが行った支援活動のまとめと今後の課題について，次に述べます。

（1）現地を知ること

被災地の状況やニーズ，支援体制は刻々と変化します。これらの変化に合わせて，適切な内容の支援を適切なタイミングで提供するには，現地の状況をできるだけすみやかに，かつ詳しく把握することが必要でした。

（2）つなぐこと

こころの健康を効果的に支援するには，被災地のニーズに合った心理社会的な資源を，被災地の内部と外部から適切に提供することが重要です。そのためには，被災地の内部で機能する資源，外部から提供できる資源を「つなぐ」コーディネーターが重要な役割を果たすことが分かりました。今回の支援では陸前高田市の消防団長がコーディネーターの役割を果たされましたが，今後も，このようなコーディネーターをどのように見つけるのかが課題となります。

（3）現地化

今回の支援では，健康教室の最終回が8月第3週の日曜日に行われましたが，参加者は他の回に比べて少ない結果となりました。これは，現地の小中学校が8月第4週から始まり，最終回当日が夏休み最後の休日となったためでした。各団員が家族と過ごす時間を優先された結果，健康教室への参加者が予想よりも少なくなりました。このように，支援を提供する際には，現地の慣習や参加者の状況に合わせて対応することが，効果的な支援につながることを学びました。

（4）中・長期的視点

被災地の復旧・復興は一朝一夕では進まないのが現状です。そのため，こころの健康支援でも，急性期だけでなく、中・長期的な視点にもとづく支援も重要になります。

そのためには、「支援する-支援される」という一方的な役割関係ではなく、現地のメンバーをエンパワメントするという視点が必要なことを学びました。今回の支援では、集合形式の研修を２０１３年、２０１４年にも継続して行いましたが、２０１３年の主な目的を消防団員のチームビルディング、２０１４年の目的をチームビルディングと「消防団の明日を考える」に設定したのは、このような視点にもとづいたものです。

また、現地と継続的に連絡を取り関心をもち続けること、活動を続けることの重要性も学びました。東日本大震災から約2年後の２０１３年に行われた調査では、支援したい気持ちは低下していないものの、実際に行動を起こしている人の割合は減少したとの指摘もあります[1]。２０１４年12月に東京大学のスタッフが3年目の健康教室のために現地を訪問した際、消防団長からいただいた「陸前高田のことを忘れずに関心をもち続けてくれること、訪問してくれることが一番の支援になる」との言葉が、今でもこころに残っています。今後も、多くの人々が、東日本大震災で起こったことを忘れず関心をもち続け、行動を続けるために何ができるのか、改めて考える必要があると思います。

謝辞

（1）陸前高田市消防団員への震災後サポートチームは、以下の32名から構成されました。

稲垣晃子（東京大学）、今村幸太郎（東京大学）、江口のぞみ（東京大学）、大塚泰正（広島大学）、小川雅代（静岡県立大学）、鎌田修広（株式会社タフ・ジャパン）、亀野由希子（上智大学）、川上憲人（東京大学）、神田美希子（東京大学）、清川雅充（柏崎厚生病院）、栗林一人（東京大学）、小坂志保（上智大学）、小竹理紗（東京大学）、櫻谷あすか（東京大学）、佐々木美絵（東京大学）、島田恭子（東京大学）、島津明人（東京大学）、白石三恵（東京大学）、菅真理子（東京大学）、杉本隆（東京大学）、鈴木綾子（鉄道総合技術研究所）、関屋裕希（東京大学）、田中健吾（大阪経済大学）、種市康太郎（桜美林大学）、津野香奈美（和歌山県立医科大学）、原田奈穂子（日本プライマリ・ケア連合学会、東京大学）、福川康之（早稲田大学）、松崎政代（東京大学）、松長麻美（東京大学）、宮本有紀（東京大学）、山下吏良（筑波大学）、山本則子（東京大学）（五十音順、敬称略、所属は活動当時のもの）。

（2）本章のもととなった支援活動の報告書（ＰＤＦ）は、次のＵＲＬからダウンロードすることができます。
http://plaza.umin.ac.jp/heart/pdf/rikuzentakata.pdf

第6章 災害で人を救う人を支えるために

東日本大震災の3日後に、岩手県災害対策本部医療班代表の秋冨慎司氏（当時は岩手医科大学附属病院）から、下記のメイルを受け取りました[8]。

「お疲れ様でございます。岩手医大の秋冨でございます。現在、岩手県庁災害対策本部で指揮をとっております。ストレスケアについて、消防のみならず、県庁職員や自衛隊、警察等に先生のストレスの資料を提供して、各組織上層部に資料を提示してみたいと思っております。宜しければご教授下さいませ」。

このメイルを受け、内外の研究者の協力を得て、被災地に派遣された消防職員向け、被災地の県や市の職員向けなど11種の文書を作成し、災害対策本部に送り続けました[5]。

こうした広報活動に加えて、私たちはいくつかのチームを作り、被災した災害救援者の方々への心理支援を行い、調査を行ってきました。消防職員、看護職員、一般公務員[12]、新聞社の記者[3]などがその対象でした。

本章ではそのなかから、日本心理学会の助成を受けた被災消防職員へのストレスケア活動を紹介し、災害時における災害救援者へのストレスケアのあり方について論じます。

1　消防職員のストレスケア活動

活動を始めるまで

一般に、大事故や大災害を目撃したり、救助や支援や報道などの活動を行ったりした後に生じる外傷性ストレスは、惨事ストレス（Critical Incident Stress）と呼ばれます。惨事ストレスは、当初は、消防職員や警察官、軍人などに限定して用いられてきましたが、最近では医師や新聞記者など災害や事故で職業的に活躍する立場の方や、その場に偶然居合わせて人を救う立場になってしまった人（バイスタンダーといいます）なども、惨事ストレスを受けることが知られるようになりました[10]。

総務省消防庁では、消防職員の惨事ストレス対策として、緊急時メンタルサポートチームというシステムを採っています。このシステムでは、全国で消防職員が惨事ストレスに罹りうる事故や災害が発生すると、それを担当する消防本部から消防庁に依頼が来ます。消防庁には四十数名の専門家が登録されており、消防庁がそれらの専門家チームを現地の消防署に派遣し、ストレスケアを行うというシステムです。

東日本大震災では、私もこのチームのメンバーとして、被災地の消防職員や消防団員のストレスケアを行いました。このシステムでは原則として1回きりの介入しかできないのですが、宮城県のある消防署から継続的な支援を強く求められました。また、東京消防庁の知り合いから、岩手県のある消防本部において、ストレスケアとして傾聴ボランティア活動を行うので、相談にのってほしいとの依頼を受けました。

いずれも被災地でストレスケアを行うという活動でしたので、交通費や参加者の保険加入などが必要となります。そこで、日本心理学会の「東日本大震災からの復興のための実践活動及び研究」助成および、筑波大学から「東日本大震災復興・再生支援ネットワーク」の助成を受け，活動を開始しました。

活動の実際

被災した消防職員の惨事ストレスケア活動は2カ所で行われました。岩手県の消防本部では，東京消防庁惨事ストレス部会のメンバーが中心となって，惨事ストレスケアの訓練を受けた職員と臨床心理士と精神保健福祉士が，傾聴ボランティアとして支援をしました。支援は，２０１１年5月から２０１２年1月まで6回にわたり行われました。約百名の職員のうち，94名がボランティアによる面接を受けました。宮城県の消防署では，先に述べた緊急時メンタルサポートチームの活動後に，２回にわたり個別面接が行われました。

いずれの活動でも，ボランティアと臨床家が２人１組になって，被災した消防職員に個別に面接するという形式で行われました。面接は仮庁舎の部室で行われ，時間は20分から1時間近くになりました。

ストレスが極めて高い方には，臨床の専門家が個別に対応し，本人の同意を得て，地元の精神科医に紹介しました。面接では，被災時の厳しい体験や，悲嘆，被災後の対応の大変さなどが語られましたが，本章では守秘の関係で紹介することができません。そのため，関連する調査結果を紹介します。

2　被災した消防職員のストレスの実態

東日本大震災における消防職員の惨事ストレスに関しては，二つの調査に関わりました。第一は，全国消防職員協議会からの依頼で，震災発生の３カ月後に被災地に派遣された消防職員を対象とする調査でした。第二は，総務省消防庁の委員としての調査で，震災発生１年半後の被災地の消防職員と派遣職員，被災地の消防団員の調査でした。本章では、後者の被災地の消防職員の調査結果を紹介します[1]。

調査の概要

調査は総務省消防庁の委員会が行いました。岩手、宮城、福島県の沿岸部で被災した消防本部に勤務する消防職員（約3200名）から、系統的抽出法という方法で、消防司令とその下（現場で活動する立場）の職員360名を無作為抽出しました。調査票は職場で配付し、個別に回答していただき、無記名で個別に郵送していただく手続きで実施しました。実施時期は、2012年9月から10月でしたので、震災から1年半後になります。有効回答者は306名でした。

回答された方の被災状況（多重回答）を見ると、45％が「知人や友人が亡くなった、行方不明になった」体験をもち、25％が「職場の上司や同僚が亡くなった、行方不明になった」体験をし、「家族が亡くなった。行方不明になった」体験も6％ありました。

勤務で苦労したこと

図6-1には、「震災後1年半の間に勤務に関して苦労したこと」の回答を示しました。このグラフでは、三つの点が注目されます。

第一は業務多忙です。「復旧のため業務上の混乱が長く続いた」や「日常業務が多く、非常に忙しかった」などが50％を超えています。職場が津波で流されたり、資機材が使えなくなったりして、活動の資源が乏しくなり復旧に時間がとられました。被害者の捜索活動などの災害後の活動が増える上に、犠牲になった職員の補充

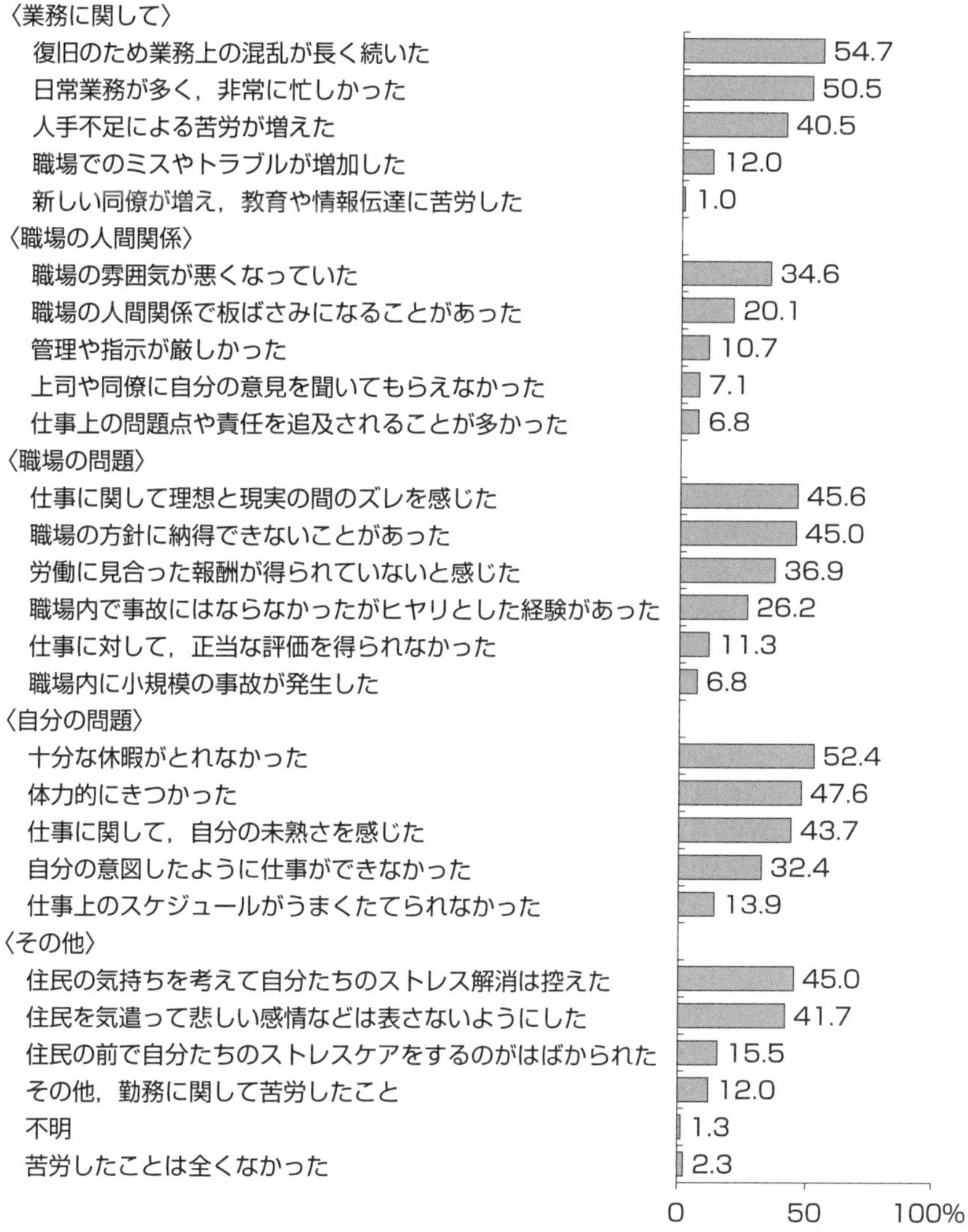

問６　勤務に関して苦労したこと

図6-1　震災後１年半の間に勤務に関して苦労したこと

は十分ではありませんでした。

第二は、職場内に怒りが蔓延したことです。「職場の雰囲気が悪くなっていた」「職場の人間関係で板ばさみになることがあった」「仕事に関して理想と現実の間のズレを感じた」などは、職場内に怒りが蔓延していることを示しています。一般に、大事故や大災害の後には興奮状態になり、感情の制御がききにくくなります。外傷後ストレス障害の症状名でいえば、「過覚醒」という症状にあたります。災害の救援者では過覚醒の症状が怒りの噴出というかたちで現れやすくなります。面接でも、「震災前にも嫌な上司だと思っていたが、震災後は我慢できなくなった」という方が複数いました。

第三は、感情の表出やストレスケアの抑制です。図6-1の下のほうにある「住民の気持ちを考えて自分たちのストレス解消は控えた」「住民を気遣って悲しい感情などは表さないようにした」「住民の前で自分たちのストレスケアをするのがはばかられた」などがこれにあたります。こうした現象は阪神・淡路大震災でも見られましたが、これほど広く見られたのは東日本大震災の特徴です。この原因はさまざまに考えられますが、ここでは2点を挙げます。

感情を抑制した第一の原因は、消防職員も避難所に入ったことです。阪神・淡路大震災や中越地震の経験を踏まえて、現在の避難所では隣近所の方が同じ部屋に入るように、部屋割りをします。そうなると、消防職員は自分が「消防の人」であることを知った人のなかで生活をすることになります。ふだんであれば、24時間10分の勤務が終われば、家に戻り、ふつうのお父さんやお兄さんとして過ごせます。しかし、避難所のなかでは四六時中「消防の人」でい続けざるを得ないのです。

感情を抑制した第二の原因は、消防職員が公務員であることに関連します。今回の震災では漁業や水産加工業の方が被災しました。漁場は破壊され、工場は流されました。避難所のなかには職場に戻れぬどころか、工場再開のめども立たない方が多くいました。一方、消防職員は仕事があり続け、現金収入を得続けていました。

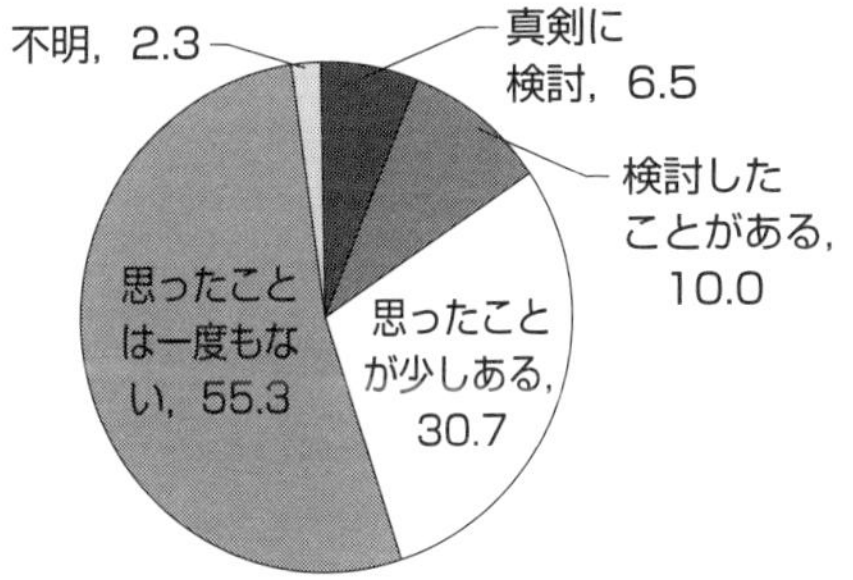

問８　震災発生時から現在までに「消防職員をやめたい」と思ったこと

図 6-2　震災１年半の間に消防職員を辞めたいと思ったこと

「公務員は高給取りだ」というイメージももたれていました。

こうした環境では、たとえば消防職員の家族が行方不明になっていたとしても、職員は「悲しい」とつぶやいたり、涙を流したりできるでしょうか。私たちの面接では「震災後半年間、一度も人前で泣けなかった」と語った職員がいらっしゃいました。

図6-2には、１年半の間に「消防職員を辞めたいと思ったことがありますか」という質問への回答を示しました。７％の人が「真剣に検討した」と答え、「検討したことがある」や「思ったことが少しある」を合わせると、４割以上の職員が辞職を考えた経験をもっていました。この回答はまだ勤務を続けていた方に限られていますので、実際に辞めた方を考慮すれば、もっと多くの方が辞職を検討していたと考えられます。

心の支えになったこと

もちろん、被災した消防職員にはつらいことばかりがあったわけではありません。**図6-3**には、活動中、力づけられたり、心の支えになったことを尋ねた結果（多重回答）を示しています。

職員の心の支えになったのは、第一に「家族からのメールや電話により励まされた」といった家族からの励ましでした。家族のサポ

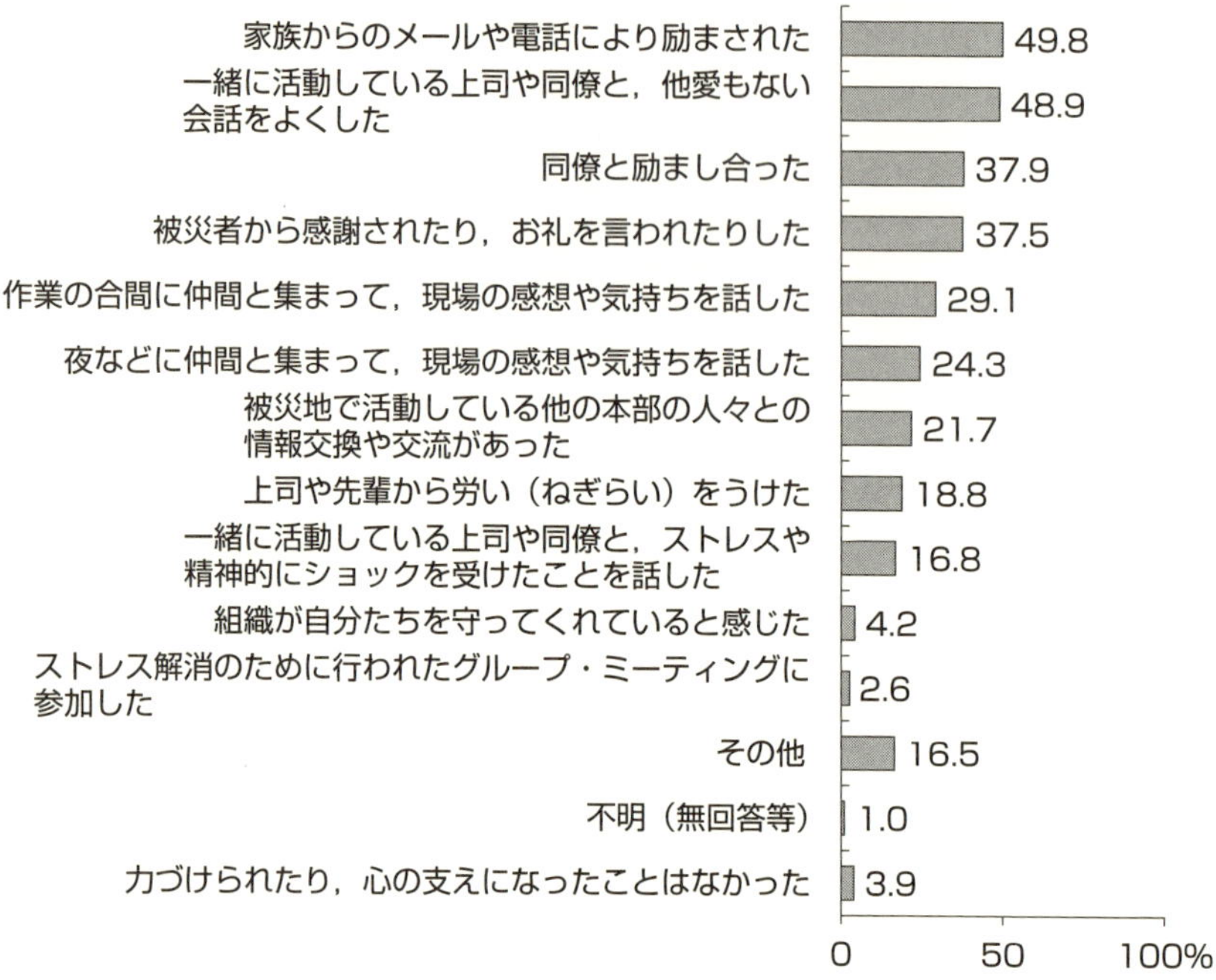

問４　活動中，力づけられたり，心の支えになったりしたことはありましたか

図 6-3　心の支えになったこと

ートが大切な社会的支援になっていたことが分かります。

第二の支えは、仲間や上司との会話でした。「一緒に活動している上司や同僚と他愛もない会話をよくした」「同僚と励まし合った」「作業の合間に仲間と集まって、現場の感想や気持ちを話した」「夜などに仲間と集まって、現場の感想や気持ちを話した」などが多くあがっています。この結果は、実は重要な事実を示しています。

東日本大震災ではサイコロジカルファーストエイド（Psychological First Aid，ＰＦＡと略称されることもあります）が大変普及しました。ＰＦＡにはいくつかの版がありますが、いずれも災害発生後数週間以内に、被災地外からメンタルな支援に入った専門家が被災者にどう接するべきかという行動指針を明記しています。(4) この指針が普及したことにより、無自覚なカウンセラーが被災地を訪れて、ひんしゅくをかうことは少なくなりました（それでもなくなってはいませんが[2]）。

しかし、PFAの普及が、一部のメンタルケアに関して混乱を引き起こしました。PFAのなかには「むやみに話させてはいけません」という原則があります。被災地内で安全や安心が確保されていない環境で外傷性の出来事（辛い体験）を話すと、話した方の外傷経験の記憶が固定化する危険性があるためです。しかし、この原則は災害発生から数週間までの一般の被災者に適用すべきものです。数カ月後数年後にも適用されるべき原則ではなく、消防職員というチーム活動になれた職業人には適用されるべき原則でもありません。

阪神・淡路大震災の時から、消防職員は災害後に仲間同士で自然に会話をし、それがストレスケアになっていることが立証されています[6]。図6-3のように、東日本大震災でも、仲間との会話が重要なストレスケアになっていることが確認されました。

第三の支えは、「被災者から感謝されたり、お礼を言われたりした」に表される住民からの感謝でした。住民からの感謝が消防職員の支えになっていることは、3カ月後の派遣職員への調査でも明らかになっていました。この調査の自由記述欄には「被災地で活動が終わりサービスエリアに寄って車から降りたときに、どろどろになったわれわれ（派遣職員）の制服を見て、ずっと手を合わせて拝んでくれていた高齢女性がいた」というエピソードがつづられていました。

阪神・淡路大震災の時には、これとはまったく逆に、十分な消火活動ができなかった現場で、住民から罵声を浴びた消防職員が、強いストレスを受けたことが知られています[7]。東日本大震災ではこうした罵声や批判がなかったことが救いとなりました。

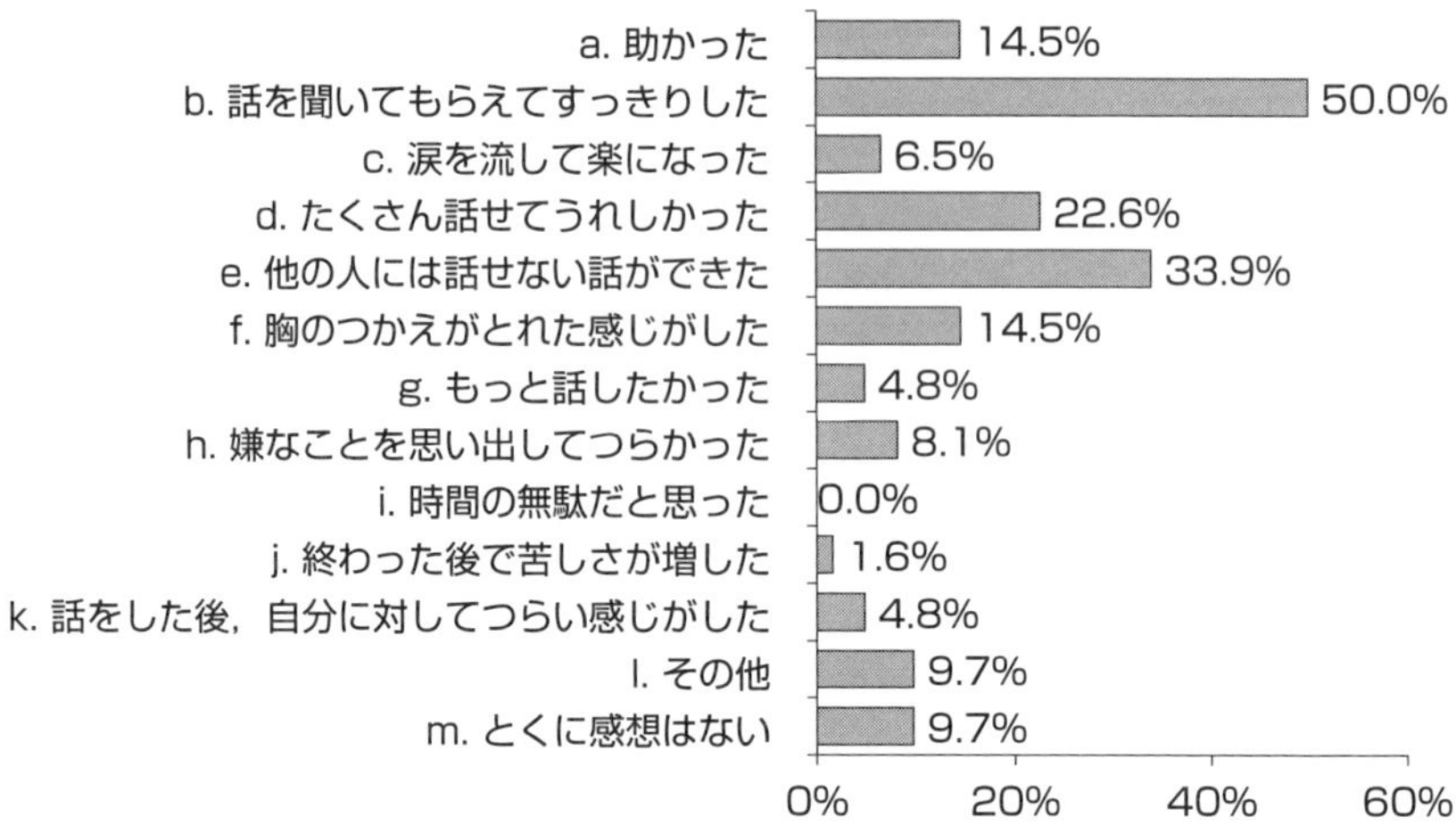

図 6-4　傾聴ボランティアの感想

3　ストレスケアの評価

傾聴ボランティア活動を行った岩手県の消防本部の方に、２０１１年の11月に活動に対する評価を尋ねる質問紙調査を行いました。調査は無記名で、職場で配付し個別に郵送してもらい、回収するという方法で行われました。

その結果、全体的評価は「とてもよかった」31％、「よかった」50％、「どちらともいえない」18％、「よくなかった」２％と高い評価を得ました。傾聴ボランティアを受けた感想を、**図6-4**に示しました。「話を聞いてもらえてすっきりした」「他の人には話せない話ができた」「たくさん話せてうれしかった」などが多くあがっており、全体的に肯定的でした。

自由記述欄を見ると、「当地区では他人に弱みを見せない、辛いことを辛抱することが美徳とされる土地柄ですので、他人に辛いことを話すのが苦手だと思います。でも、同業者に話を聞いていただき、肩から力がぬけるようでした。後輩へも話を聞いてやらなければと思いました」や「自分では被災の影響は感じていないつもりだったが、肩こりや、腰痛、背中の痛みなど今まではなかった体のだるさや痛みを感じるようになった。それが少なからずストレスや疲れからくるものもあると思うので、今回のように、心がスッキリするだけでぜんぜん違うと思いました」などがあがっていました。

ここで注目されるのが「同業者に」という部分です。同じ消防職員が来てくれたから、分かってもらえたという心理がうかがえます。今回の傾聴は、図6-3で指摘した「仲間や同僚との会話」のような感じでも受けとめられたようです。消防職員は、消火であれば4〜6人で、救急であれば3〜4人がチームとなって活動します。現場では互いの技量や意思を信頼し合い、いわば仲間に「背中を預ける」関係をもちます。また、消防職員でなければ分からない厳しい体験も共有しやすく、消防特有の用語や言い回しも多くあり、部外者には話が通じないこともあります。こうした背景があるため、「同業者」には話しやすいと感じられたと推察されます。

ただし、1割以下の方には「嫌なことを思い出してつらかった」「終わった後で苦しさが増した」「話した後、自分に対してつらい感じがした」という否定的な意見も見られました。

さらに、この活動に参加された東京消防庁の職員に簡単な調査を行ったところ、ボランティアに行ったことで全員が「勉強になった」や「スキルアップになった」などの望ましい体験を得ていました。ただし、半数近くに「疲れた」や「自分にストレス反応が出た」などの反応も現れていました。

4　災害救援者のストレスケアのあり方について

本章で紹介した活動を含め、東日本大震災における心理支援の活動を通して感じた、災害救援者のストレスケアのあり方について、少し考えを述べます。

急性期のストレスケアのあり方

広域災害における災害救援者のストレスケアは，時期（急性期とそれ以降）とケアの担い手（個人か組織か）の二次元でとらえることができます。以下では，組織が配慮すべきケアについて，二つの時期に分けて説明します。

発災直後から1カ月間ぐらいを急性期と呼べば，急性期のストレスケアは，適切な避難と安全の確保，つつがなく業務を行うための資源の提供などが優先されます。この時期の対応にはＰＦＡのマニュアルが参考になります。

強いショックによって意識がとんでしまう解離などの重い急性ストレス症状が見られる職員は，精神科への紹介も必要です。しかし，この時期には一般的に，精神科での治療やカウンセリングは実施が難しく，適切でもありません。快眠・快食・快便と休養という身体的な面でのケアが優先されます。管理職の方には，市民から見えない所で職員が少しでも休める場所の確保，家族と会う機会の提供，連続勤務の抑制，組織のトップからの「職員を守る」姿勢の表明などが求められます。職場内の怒りの蔓延を職員に自覚させ，互いに傷つけ合わないように注意を喚起することも大切です。

1カ月以降のストレスケア

1カ月から数カ月のうちに組織が行いたいケアは，まず健康診断です。ただし，健康診断というと身体面だけの診断にとどまりがちですが，メンタル面のチェックも加えてください。また，重症者ほど多忙を理由にして受診しませんので、強制的に全員の受診を勧めます。

管理職の方には、交代制をとり、休暇を与えるなどの配慮を、少しずつ増やしていくことを求めます。被災地でご遺体に接したり、市民から強い怒りや悲しみをぶつけられた職員には、ケアを優先的に配分するような工夫や、支え合いのための会合も少しずつ意識的に開くことを勧めてください。

外部からのストレスケアの留意点

この時期のストレスケア介入は、一般的には、地元の精神医療機関やカウンセラーを中心に始めます。こうした機関が十分に機能していないときには、外部からの介入が行われます。外部からの介入で気をつけたい点を説明します。

第一に、ストレスケアをする方が、悲嘆や外傷性ストレス反応（辛い体験をした後に生じる重いストレス反応）に関する知識をもつこと。被災された職員の不安の一つは、「こんなヘンな行動をとっている自分は異常なのではないか」というものです。この不安を和らげるためには「あなたのこうした行動は、震災などが起こったときには誰にでも生じることですよ」と声をかけること（正常化）が必要です。しかし、どの行動は正常化すべきで、どの行動は正常化してはならないかについて、正確な知識を学んでから活動を行ってください。なお、外部から介入する場合には、被災地に関する情報もできるだけ得てから入ってください。

第二に、継続的に支援し、介入の期限や見通しを明確に示して活動してください。決してしてはならないのは、ふらっと被災地を訪れ、「カウンセリング」をして、そのまま帰ってしまうことです。1週間連続して被災地に行くより、月に2回でも週に1回でも、継続的に（通常は1年間）被災地に通い続けてください。

第三に、（少なくとも介入当初は）メンタル面より、身体的な面でのケアを優先してください。阪神・淡路大震災でも東日本大震災でも、この時期には「精神科医師」や「カウンセラー」ではなく、「マッサージ」や足湯や動作法などが、歓迎されました。私たちの多くは「心の専門家」に対する心のハードルが高く、受診をためらいがちです。まずは身体の緊張をほぐし、徐々にメンタル面に焦点を当ててゆくという工夫も勧められます。

第四に、ケアする人自身のケアを忘れないでください。見知らぬ人からつらい体験を聞き続けると、多くの方に二次的な受傷症状が出ます。夜に介入仲間と話し合う会合（デフュージング）や、専門家による指導や分析（スーパーバイズ。監督分析）を必ず受けて下さい。介入する方自身が精神的に健康でないと、健全な支援はできません。

ピアサポートの留意点

本章では、外部からの介入の一つとして、被災地外の訓練された同職者（ピア）の傾聴が有効であったことを紹介してきました。しかし、ピアによる支援（ピアサポート）には、前に記した留意点以外にも注意すべき点がありますので、追記します。

第五に、症状の重さ（リスク）をきちんと見抜くこと。同職者は、ともすると仲間の症状を軽く見たり、リスクを見逃したりする傾向があります。ピアは事前に訓練を受け、リスクを見抜き、必要と感じたら、専門家へつなぐように心がける必要があります。

第六に、共感しすぎないようにすること。ピアは面接中にともすると、聞いたエピソードを自分自身の体験に結びつけて考えてしまいがちです。「よく分かります。実は自分も……」と自分の体験を話したくなります。こうした対応は、問題の焦点を相手ではなく自分に引き込んでしまい、面接を深めることができなくなります。

ピアには、相手と自分の間の距離を意識化することが求められます。

最後に、惨事ストレスケアで私が重視していることを、第七の注意点として挙げておきます。それは、被災した災害救援者の「誇り」への配慮です。被災地のなかで市民を守り、辞職したい気持ちがあっても市民を支え続けてきた方に対して、支援や介入をする人は最大限の敬意を払い、彼らの災害救援者としての誇りを保つことを目指します。

こんな災害のなかで被災した職員が活動し続けること自体が、「奇跡」なのだと。(9)

第Ⅳ部

被災者研究のあり方をめぐって

第7章 災害後のフィールドワークは復興に貢献できるのか

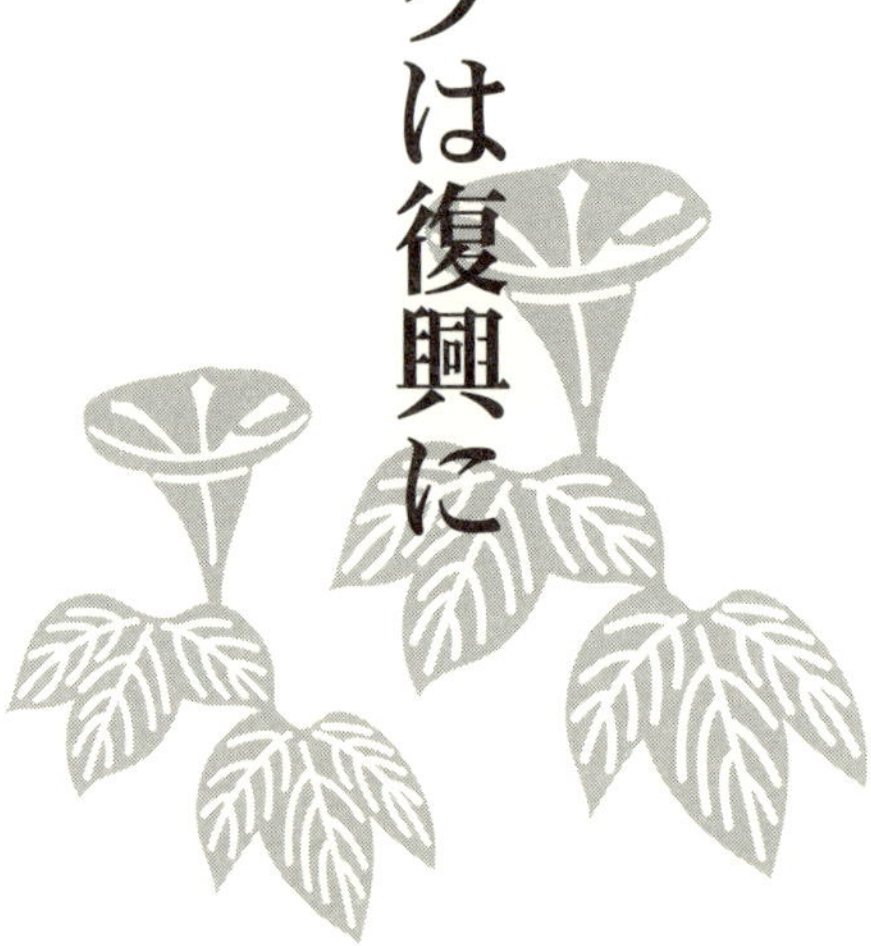

1 はじめに

最初に結論

表題の「フィールドワークは復興に貢献できるのか?」という問いにまずは結論を述べておきたいと思います。答えはノーです。被災者にとって、混乱の時期にインタビューに答えるなんて迷惑以外の何物でもないでしょう。また、震災後しばらく経って震災時のことを聞かれるのは、嫌な記憶を思い出したりして決して心地よいものではありません。被災者が震災時のことを聞かれるのを嫌がるのは、他にも理由があります。まず一つは、震災後の行動を専門家に聞かれると、専門家はそう思っていなくても、被災者は「自分の行動が間違っているのでは」と思ってしまいがちな点です。専門家から「(そのあなたのとった行動は)本当はいけないですけれどもね」などと言われるとなおさらです。また、二つ目に「夜眠れますか?」「震災のことを思い出すと変な気持ちになりますか？」などと聞かれる（質問紙も含めて）と、「自分は異常なのか」「この人は自分を異常と断定（心理学用語で言うとラベリング）するために来ているのか」などと思いがちです。しかし重要なのは、これらが聞き取り調査やアンケート調査であり、フィールドワークではないという点です。もう一つ結論を先走って述べるならば、私は本当のフィールドワークは被災者のためになるものであり、少なくとも役に立つことを目指すべきだと考えています。また、そのようなことを願いながらこの章を書こうと思っています。あらかじめお断りしておきますと、私は被災者調査に関しては心理検査やネット調査を行っておりませんので、その是非や可能性は分かりません。

私の研究では、時には全体的な傾向を見たいためにアンケート調査を行うことがあります。福島県内の仮設住宅でアンケート調査を行い、その結果をフィードバックするため仮設の自治会長を訪れたときにこう言われました。「被災者がＰＴＳＤ気味であったり孤立していることは、アンケート調査をする前から分かっていることだ。我々が期待しているのはそんなことではないのだ。それが分かったならば、学生を連れてときどき来て被災者のそばにいてくれないか？」。アンケート調査をすることは、被災者にとってはすでに分かっていることを研究者のために実証したり、被災者は異常だとだめ押ししているに過ぎないことが多いのです。私はその後その仮設住宅をできうる限り訪れるようにしています。

ほんとに迷惑なのか？

宮本常一という有名な民俗学者が「調査地被害――される側のさまざまな迷惑[1]」という文章を書いています。彼はまず、調査する人のほうがされる人よりえらいという感覚がどこかにあることを指摘しています。また、「こうだろう、ああだろう」としつこく聞く研究者がいて「あれは人文科学ではなくて訊問科学だ」と言っていた人もあったと述べています。さらに研究者が地元から調査費を搾り取ったり、面接調査のセッティングを調査対象者にさせているなどの例をあげています。もちろん宮本氏はこれとはまったく逆であり、調査対象者から彼ほど愛された人はいないでしょうし、「調査というものは地元から何かを奪ってくるのだから、必ずなんらかのお返しをする気持ちはほしいものだ」という言葉に対して、彼ほど実践した人がいないことは、彼の講演集を読んでも分かります。

フィールドワークとは

それでは、被災地におけるフィールドワークとは何でしょうか？　フィールドワーク研究で有名な佐藤郁哉氏は「調べようとする出来事が起きているその現場（フィールド）に身をおいて調査を行うときの作業（＝ワーク）一般を指す」としています。調査者が自分の目で見、耳で聞き、肌で感じた体験をもとにした資料で、そこからエスノグラフィーという書物に結実していきます。また、佐藤は「財布を落とした場所でもないのにそこが明るいというだけで行われる間違った実証主義」ということを指摘しています。つまり、フィールドワークは身近な学生を対象に行われた質問紙調査やネット調査とは一線を画しているのです。

三つの「ち」ということ

今回私は、東日本大震災後の被災者を調査してみて、被災者は三つの「ち」によって調査者を信頼できるか否か判断することに気づきました。まず最初の「ち」は「血」です。これは親族、親戚関係などを意味します。次には「地」です。これは知っている地から来た、知っている人の地から来た、などを意味します。最後の

「ち」は「知」です。例えば東京大学などは誰でも知っていますが、ここで言う「知っている」とは自分の知人が通っているといった大学や、知り合いの誰それさんの知り合いなどです。それに加えて、何度も足しげく通っていると「あんたどっかで見た」「いつもいるね」となり、それが「知」に変化するのです。そしてそのことが被災者の復興に役立つ可能性があることは後に述べます。

2　足湯というフィールドワーク

『聖書』の「ヨハネによる福音書」には、主イエスが弟子の足を洗うという場面があります（13章1節〜11節）。師匠が弟子の足を洗うとは不思議な感じがしますが、聖書では「最高の奉仕」という意味をもつそうです。

１９９５年の阪神・淡路大震災後、足湯活動（足を湯につけてもらい、心身ともにリラックスするもの）が始まったとされます。「傾聴の会」なども阪神・淡路大震災後始まったと言われています。足湯や傾聴はそれ自体はフィールドワークを目指したものではないですが、足湯の対象者の語りはフィールドワークの聞き書きに匹敵するものです。足湯や傾聴など、一見してこちらから働きかけをしないアプローチがなぜ復興支援では功を奏しているのかを見てみることとします。

似田貝・村井[3]によれば、足湯のもつ力は以下の六つです。「①湯のちから」、「②触れる」触れるだけで不安や抑うつが軽減し、呼吸や心拍数、血圧も安定し、ＰＴＳＤの症状が改善されたという報告もあります。「③聴く–語る」自分の話に耳を傾けてくれる人がいることで自分が受容されたと感じ、人は語り出すのでしょう。「④人」被災者とボランティアが足湯を通じて共にかけがえのない存在となります。「⑤場」ボランティアと被災者が無意識のうちに共同で場を作り出します。「⑥呼吸」足湯ボランティアとの交流によって胸の内を吐露することで、深い息を取り戻していると言えます。

足湯が被災者の復興にどのように役に立っているのか、もう少し見てみましょう。三井[3]によれば、足湯によって紡ぎ出される被災者の「つぶやき」はカウンセリング的な治療効果とは異なるし、単にニーズを聞きとるのとも違っています。足湯は足湯を通じて被災者の傍らに立ち、関係性の変化を見守っていくところに意義があるとされます。また、話を聴く方にしても、特にカウンセリングの専門家ではない場合も多いので、コミュニケーションツールとしても足湯は重要な意味をもっていると言えましょう。

3　災害時におけるフィールドワークの実際

大学で主に文献で研究していたホワイトが、スラム街の研究に着手して、最初に自身の発言で失敗したあとに、現場調査のキーパーソンである「ドク」から以下のアドバイスをされています（引用は、佐藤、２０１５から）。

「なあ、ビル（ホワイトの愛称）、あんまり『いつ、誰が、何を、なぜ、どこで』みたいな質問はしないこったよ。そんな質問をしたら、誰もお前さんとは話したがらなくなってしまうぜ。仲間の一人として認めてもらえたら、一緒にたまっているだけで、特に聞いてみなくたって結局最後には聞きたいことの答えが分かりそうなもんだって」。この貴重なアドバイスが実はフィールドワークの神髄を示しています。仲間の一人として認めてもらえたらというのがフィールドワークにとっては重要なことです。それでは一般的なフィールドワークの方法について佐藤[5]に沿って述べましょう。なお、社会調査全般の方法については決定版ともいうべきものがありますので[7]そちらをご覧下さい。佐藤によれば、フィールドワークは「人間関係そのものである」とされます。つまり、フィールドワークにおいて現地社会で良好な人間関係をつくりあげ、それを維持していく上で注意すべきポイントは、わたしたちが職場、学校、家庭などで日常経験する人間関係において注意すべき点と、基本的にほとんど同じであるとされます。例えば、我々は仮設住宅に入るときは会う人全員にあいさつをします。これは自分（たち）は不審な者ではありませんという意志表示です。

（1）フィールドワークの一般的な注意点

佐藤[5]はさらに現場調査における注意点を挙げています。

①できるだけ中立的な立場をとる。すでに存在している対立関係をあおるような言動はつつしむべきであるとされます。今回の震災の調査では現地再建か移転かが最大の焦点であり、その点について我々は自分の意見を悟られないよう気をつけました。

②現地の人々に対して必要以上の「借り」や「貸し」をつくらない。普通は「借り」のほうが圧倒的に多いので、現地で必要とされている仕事や作業のなかでできそうなことがあったら手伝うべきです。そのことを現地の人はきちんと見ています。我々は調査するつもりでいても、調査されていることのほうが多いのです。

③調査活動そのものが現地の人々との関係を損ねる可能性があります。フィールドワークではないですが、今回の震災で、復興支援に来た大学が支援に来たという既成事実を作りたいために、現地の人々を蔑ろにしたことが多々あったようです。

ここまで考えると、フィールドワークは日常生活の延長線上にあり、調査者の常識や生き方さえ問われるものであると言っても言いすぎではありません。また上記の作業を通じて被災者からの信頼を得ていこうとします。これがもしかするとマスコミなどの番組制作やインタビューとの大きな相違点かもしれません。

（2）アクセス

対象者へのアクセス方法やゲートキーパーとの接触は、フィールドワークにおいて重要な点です。２００８年に生じた岩手・宮城内陸地震では、被災者の方がマスコミの対応に追われて苦労していると聞き、被災者の方に会うことを当初私はためらっていたのですが、１年ほど経ったときに偶然にも行政区長さんと知り合うことができ、それからはとんとん拍子に面接が進んでいきました。また、今回の調査でも、仮設住宅では必ず自治会長さん（キーパーソン）に断って調査を依頼するようにしています。

（3）服装、移動手段

今回、対象者の方が「こっちは着の身着のままでいるのに、あの新聞社は三つ揃えで革靴で来て」と非難しているのを聞いて、被災者の感情には注意し、被災地ではなるべく地味な服を着るようにしました。また、タクシーで行くことを極力避け、それ以外手段のないときは現地のかなり手前で下ろしてもらうようにしたり、普段特に高級車に乗っているわけではないのですが、自家用車ではなくレンタカーを借りたり、大学の車で行くようにしました。

（4）自己紹介、自らの立ち位置

次に、身分の開示や調査目的の説明、ブリーフィングなどがあります。今回の調査では、極力集団の力を借りることとしました。幸いなことに、大学は宮城県名取市にあり、名取市民へのインタビューは比較的容易でした。さらに、大学が地元住民に対してボランティア活動をしていることもあり、そのボランティア活動と一緒に行くかたちで、なるべく被災者の方の目に触れるようにしました。また、復興祭などにできるかぎり参加し、これも住民の方の目に触れるようにしています。さらに定期的なミーティングなどにも参加し、酒席にも加わるようにしています。ただし、酒の席では震災の話は極力しないようにしています。心理学で言う単純接触の効果で信頼を得ようとしています。また、なるべく個人ではなく、集団で（この本の題で言うならば地域と職場で）支援活動している団体に所属するか、一緒に行動することで対象者の信頼を得ることが必要です。私は、震災後2年目頃に「あなたは、しょっちゅうここ（仮設住宅）に来ているが、本当に大学で授業をしているのか？」と言われ、最近では被災者の方に間違われ話しかけられるまでに成長（？）しました。

（5）行動観察、インタビュー

この点に関しては良書[7]があり、詳しくは書きませんが、とにかく尋問調査にならないよう心掛けています。

（6）デブリーフィング

そして、インタビュー調査の結果はできるだけ速やかに、被災者にフィードバックするよう心掛けています。我々の成果は『２０１５年名取市民震災の記録』（尚絅総研出版会）としてまとめられましたが、その記録を被災者の方に直接渡すときにも必ず近況をお聞きするよう心掛けています。

以上、震災におけるフィールドワークの方法について書きましたが、対象者の信頼を得て、話していただき、被災者に寄り添うかたちで常にいることを心掛けています。これは人として当たり前のことであると同時に、まだまだ至らない点はあるのですが、この「寄り添う」ということや、関心を向けるということが、被災者の復興に役立つのではないかと思っています。

4　コミュニケーションツールとしての復興曲線

宮本匠[2]は、復興を目に見えるかたちにするツールとして、復興曲線を考えました。心理学の分野で自己分析のツールとして使用される満足度曲線というものがあります（図7-1）。これは過去から現在までについて、満足度を縦軸にその変化やエポックを尋ねるものです。復興曲線は、見えにくい復興過程を目に見えるようにするとともに，調査者と対象者との関係を対話的なものにするツールとして重要です。

復興曲線は横軸が左から右に向かって過去から現在を表し，「気持ちの変化を描いて下さい」というものです。いくつかの例を見てみましょう。**図7-2**は，福島県の海沿いの町で被災し，内陸部に避難されている方です。震災後気持ちは落ち着きませんでしたが，何とか地域を復興しようと，集会にも参加し，ご自身のお仕事も頑張ってこられました。移住先の地域のトラブルなどを経験しながら，もとの居住地とは別の地区に自宅を再建されましたが，もとのコミュニティの再建にも腐心されています。後日この方は，「自身がうまくいかなくなると東電への不満が爆発するね」と自己分析されていました。曲線を描き，それについて語りながら，ご自身の復興や心の動きを語られています。言葉のはしばしに諦観という感覚が見て取れます。

図7-3は同じ福島県の湾岸部から県北の仮設住宅に避難されているご夫婦です。最初は県外に避難されていたのですが，どうしてももといた地に戻りたいということで，最初は借り上げ住宅に入っていたのですが，人恋しくて仮設住宅に入った方です。仮設住宅に入居後，夫婦の危機が訪れ離婚寸前まで行ったのですが，仮設の人々の助言に支えられ，仮設ではリーダーを務め現在では夫婦揃っての帰還を願っています。お子様とは離れ，ご夫婦での帰還を決意したあとに訪れた夫婦の危機とは皮肉でありますが，そのような様子を淡々と語って下さいました。

東北地方以外の方は感じていると思うのですが，東北地方の方は話し上手というわけではありません。阪神・淡路大震災のときは，2時間も3時間もしゃべって下さったのですが，東北の方々の多くは，インタビューも途切れがちです。そのようなときに（生活）復興曲線はコミュニケーションツールとして大きな力を発揮します。そして，（生活）復興曲線を間に面接者と被面接者が同じ空間を共有する（座席も平行の場合のほうが多い）ことで，少しでも被災者に寄り添うことができるのではないかと思っています。

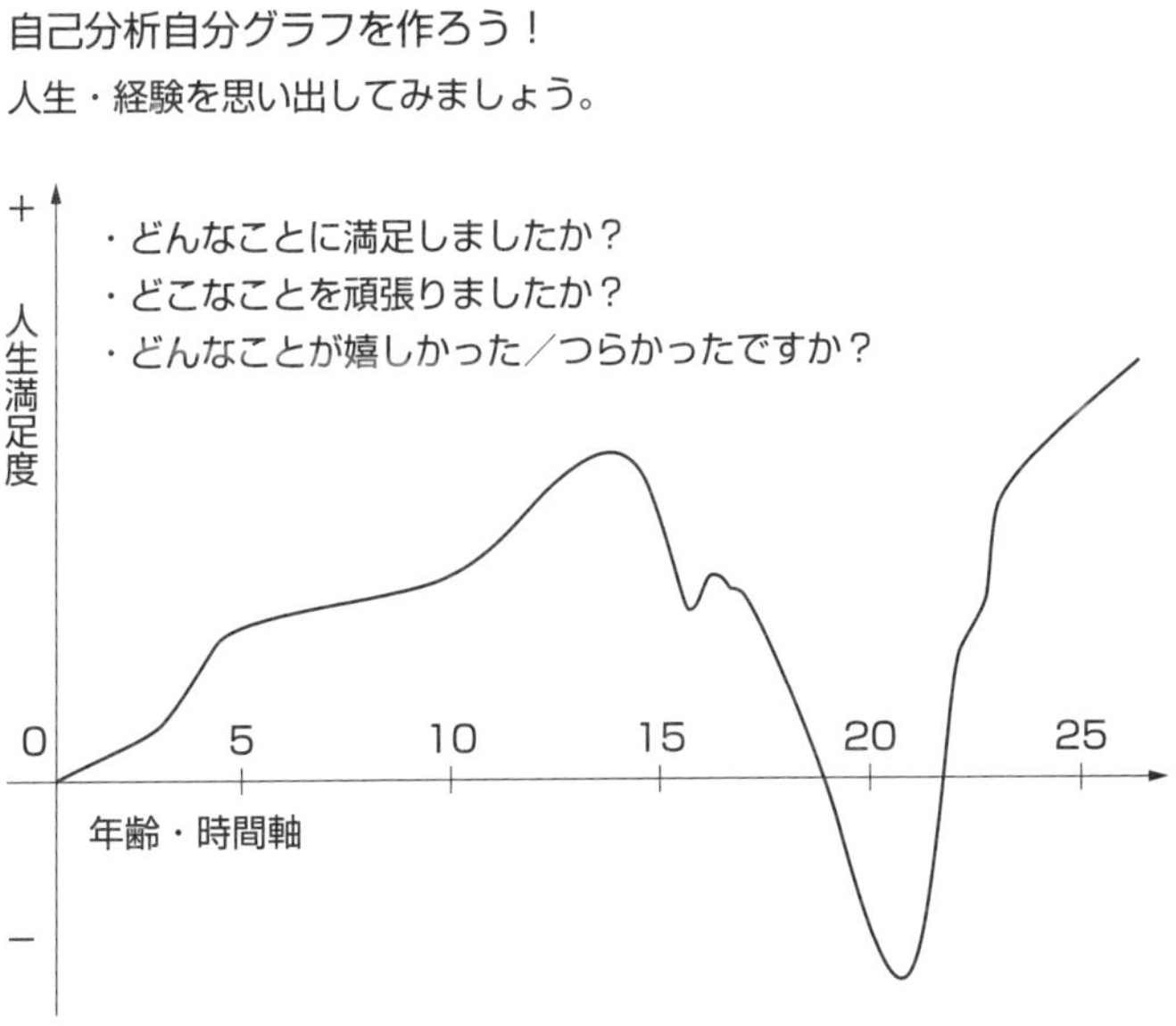
自己分析自分グラフを作ろう！
人生・経験を思い出してみましょう。
＋
－
人生満足度
・どんなことに満足しましたか？
・どこなことを頑張りましたか？
・どんなことが嬉しかった／つらかったですか？
0
5
10
15
20
25
年齢・時間軸

図７-１　復興曲線

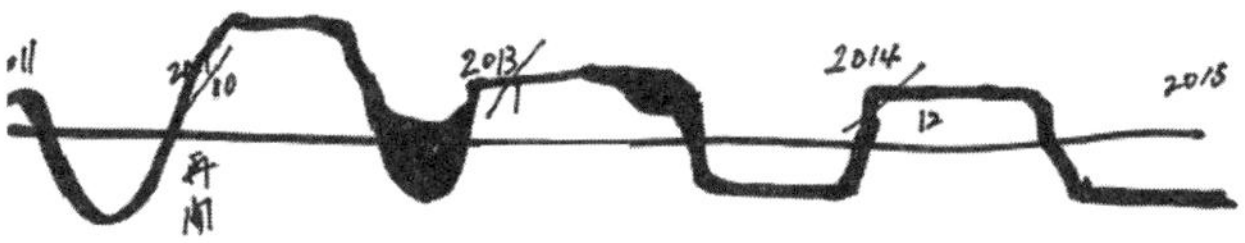
2013
2014
2015
12

図７-２　ケース１

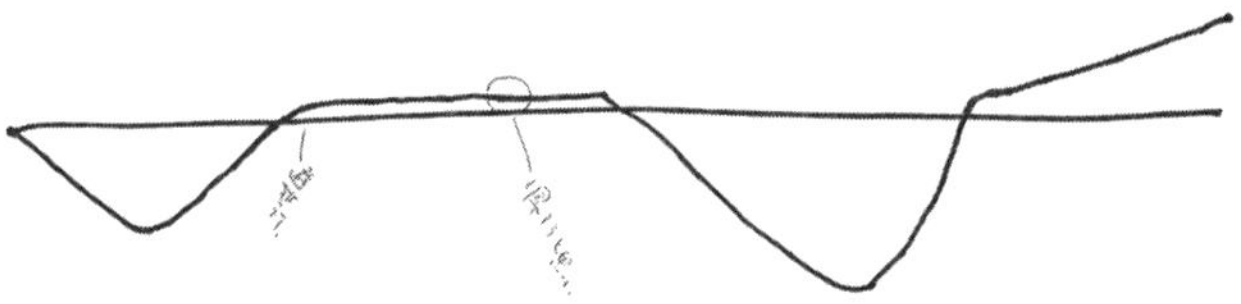

図７-３　ケース２

5 フィールドワークは復興に本当に役立たないのか

最初のところで述べたように、被災地におけるフィールドワーク調査は復興に役立たないのでしょうか？阪神・淡路大震災で提起された「こころの問題」ですが、以後まるで「こころのケア対策」なる明確なものが存在し、それを行えばさまざまな被災者のこころの問題が解決するとする傾向があるように思われます。しかし本来は、地域経済・職業・住居・健康状態の改善などいわゆる生活再建を通して、はじめて被災者のこころの健康が回復していくのであって、こころの問題に特効薬があるわけではないのです。特効薬がないというと逃げのように聞こえるかもしれませんが、早い復興のみを求めると、震災後復興にかかった金額を計算し、面倒なことをしなくて被災者に一人ずつ２０００万円あげれば（金額は正確ではありませんが）事足りるという暴論につながりかねないのです。

話をするだけで効果があるのか

社会科学における実験のなかで、最もよく知られているものの一つにホーソン実験があります。その大がかりな実験でも、対象者に面接調査が行われています。対象者が日頃の不満を話すことにより、その面接調査がストレス解消や問題点の発見に役立ったとされています。

ペネベーカー(4)は図7-4のような調査結果を示しています。これによりますと、トラウマを経験した人は、他者にそれを告白することでその後の通院率が低下することが示されています。もちろん、告白する人の特性やその人との関係も大きな要因でしょうが、話すだけで落ち着く経験は誰にもあると思います。

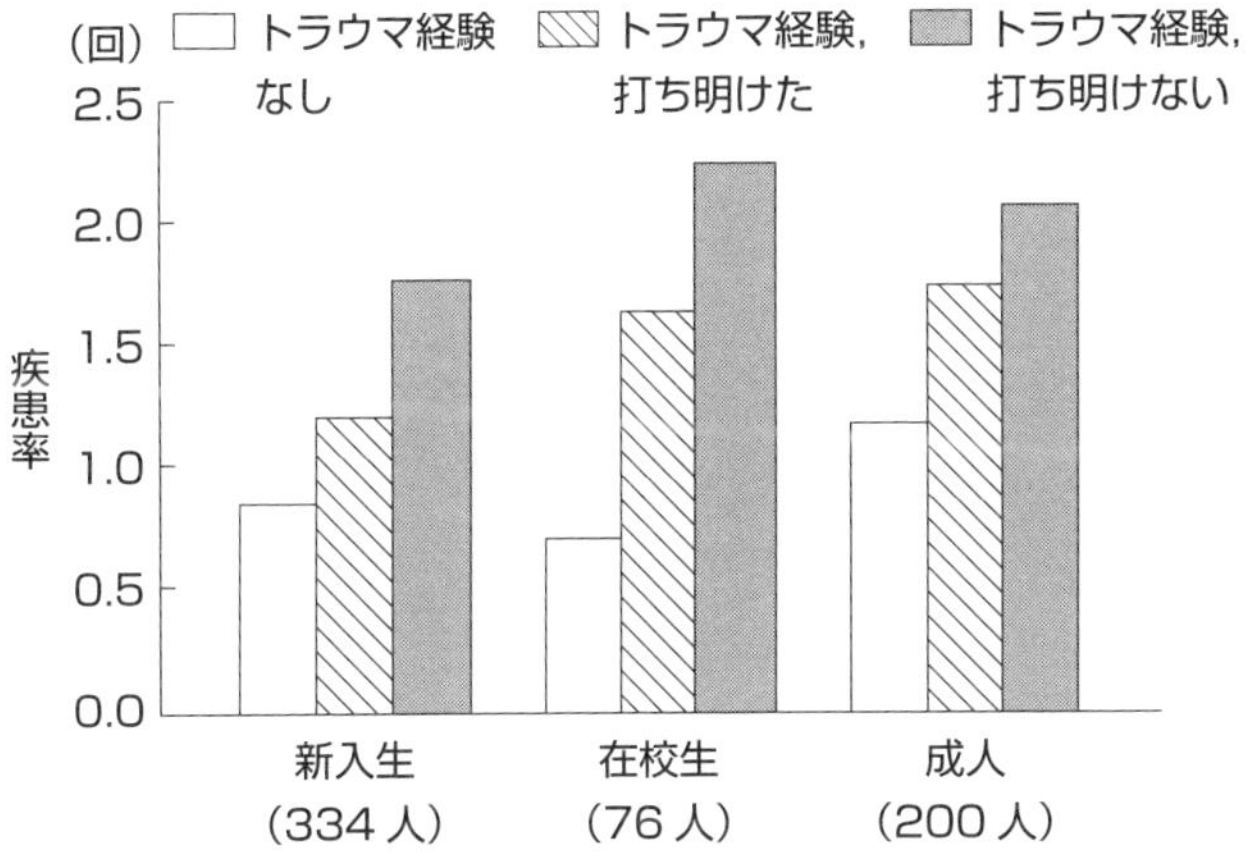

図Ⅴ-1　トラウマの告白と疾病率

＊疫病率は新入生の場合，アンケート記入後 4 カ月間に大学医療センターを訪れた回数。在校生は，アンケート記入前 6 カ月間に医者を訪れた回数（自己申告）。成人は，アンケート記入前 1 年間の重症・軽症疾患にかかった数（自己申告）。

図7-4　ペネベーカーの研究

傾聴や足湯、フィールドワーク、そしてボランティア活動全般を通じて被災者に話をしてもらうことは、それだけで被災者のストレス解消に役立っている可能性があるのです。

6　フィールドワークが震災復興に役立つために

田村たち[8]によれば、阪神・淡路大震災後の生活復興感に影響を及ぼす要因は7要素あり、それは①住まい（住居に関して）、②つながり（人々との結びつき）、③まち（行政主導のイベントのみではない人々の活動）、④そなえ（防災面）、⑤こころとからだ（心身面）、⑥くらしむき（仕事など生活面）、⑦行政との関わり（復興に当たっての行政との関係）です。復興というと住まいの復興、経済の復興がクローズアップされます。もちろんこれらがベースとして必要なことはいうまでもないですが、人々との結びつき、人々の活動、災害へ皆で備えるなど、地域のコミュニティが重要であり、これらが復興への要素としても重要なのです。被災者と面接者の関係が成立し、信頼関係が構築され、そばに寄り添う関係があれば、フィールドワークは②のつながりや⑤の心の面で復興に貢献すると信じている、ということで終わりたいと思います。

追記

日本心理学会からは震災直後の平成23年度と24年度の二度にわたって研究支援をしていただきました。フィールドワーク研究のように、すぐには研究費が得られにくい分野に支援していただいたことで調査研究が可能となりました。この場を借りて深く感謝の意を表します。

文献

第1章

（1） 渥美公秀（二〇一四）『災害ボランティア――新しい社会へのグループ・ダイナミックス』弘文堂。

（2） 肥後功一（二〇〇三）『通じ合うことの心理臨床――保育・教育のための臨床コミュニケーション論』同成社。

（3） 永田素彦（二〇一五）「災害支援ボランティアとの交流」李永俊・渥美公秀監修、永田素彦・河村信治編『東日本大震災からの復興(2) がんばるのだ――岩手県九戸郡野田村の地域力』弘前大学出版会、第九章。

（4） 永田素彦（二〇一六）「地域見守り活動とボランティア」李永俊・渥美公秀監修、飯考行・関嘉寛編『東日本大震災からの復興(3) たちあがるのだ――北リアス・岩手県九戸郡野田村のＱＯＬを重視した災害復興研究』弘前大学出版会、第三章。

（5） 鳥居寛（二〇一四）「ＱＯＬ復興を目指す地域見守り活動――岩手県野田村の事例」平成二五年度京都大学総合人間学部卒業論文。

（6） 矢守克也（二〇一〇）『アクションリサーチ――実践する人間科学』新曜社。

第2章

（1） Barry, L. C., Kasl, S. V. and Prigerson, H. G. (2002) Psychiatric disorders among bereaved persons : The role of perceived circumstances of death and preparedness for death. *The American Journal of Geriatric Psychiatry*, **10**, 447–457.

（2） Boelen, P. A. and van den Bout, J. (2008) Complicated grief and uncomplicated grief are distinguishable constructs. *Psychiatry Research*, **157**, 311–314.

（3） Boss, P. (2002) Ambiguous loss in families of the missing. *The Lancet*, **360**, Suppl, s39–40.

（4） Fujisawa, D., Miyashita, M., Nakajima, S. et al. (2010) Prevalence and determinants of complicated grief in general population. *Journal of Affective Disorders*, **127**, 352–358.

（5） Goenjian, A. K., Molina, L., Steinberg, A. M. et al. (2001) Posttraumatic stress and depressive reactions among Nicaraguan adolescents after hurricane Mitch. *American Journal of Psychiatry*, **158**, 788–794.

(6) Heir, T. and Weisaeth, L. (2008) Acute disaster exposure and mental health complaints of Norwegian tsunami survivors six months post disaster. *Psychiatry*, **71**, 266–276.

(7) 伊藤正哉・中島聡美・金吉晴（二〇一二）「災害による死別・離別後の悲嘆反応（特集　災害による死別・喪失の悲嘆とそのケア）」『トラウマティック・ストレス』一〇巻、五三−五七頁。

(8) Johannesson, K. B., Lundin, T., Hultman, C. M. et al. (2009) The effect of traumatic bereavement on tsunami-exposed survivors. *Journal of Traumatic Stress*, **22**, 497–504.

(9) Kersting, A., Brähler, E., Glaesmer, H. et al. (2011) Prevalence of complicated grief in a representative population-based sample. *Journal of Affective Disorders*, **131**, 339–343.

(10) Kristensen, P., Weisaeth, L. and Heir, T. (2009) Psychiatric disorders among disaster bereaved : An interview study of individuals directly or not directly exposed to the 2004 tsunami. *Depression and Anxiety*, **26**, 1127–1133.

(11) Kuo, C. J., Tang, H. S., Tsay, C. J. et al. (2003) Prevalence of psychiatric disorders among bereaved survivors of a disastrous earthquake in Taiwan. *Psychiatric Services*, **54**, 249–251.

(12) Latham, A. E. and Prigerson, H. G. (2004) Suicidality and bereavement : Complicated grief as psychiatric disorder presenting greatest risk for suicidality. *Suicide and Life-Threatening Behavior*, **34**, 350–362.

(13) Montazeri, A., Baradaran, H., Omidvari, S. et al. (2005) Psychological distress among Bam earthquake survivors in Iran : A population-based study. *BMC Public Health*, **5**, 4.

(14) Newson, R. S., Boelen, P. A., Hek, K. et al. (2011) The prevalence and characteristics of complicated grief in older adults. *Journal of Affective Disorders*, **132**, 231–238.

(15) Ott, C. H. (2003) The impact of complicated grief on mental and physical health at various points in the bereavement process. *Death Studies*, **27**, 249–272.

(16) Prigerson, H. G., Bierhals, A. J., Kasl, S. V. et al. (1997) Traumatic grief as a risk factor for mental and physical morbidity. *The American Journal of Psychiatry*, **154**, 616–623.

(17) Shear, K. M., Jackson, C. T., Essock, S. M. et al. (2006) Screening for complicated grief among Project Liberty service recipients 18 months after September 11, 2001. *Psychiatric Services*, **57**, 1291–1297.

(18) Shear, M. K., McLaughlin, K. A., Ghesquiere, A. et al. (2011) Complicated grief associated with hurricane Katrina. *Depression*

and Anxiety, 28, 648-657.

(19) Silverman, G. K., Johnson, J. G. and Prigerson, H. G. (2001) Preliminary explorations of the effects of prior trauma and loss on risk for psychiatric disorders in recently widowed people. *The Israel Journal of Psychiatry and Related Sciences*, 38, 202-215.

(20) Souza, R., Bernatsky, S., Reyes, R. et al. (2007) Mental health status of vulnerable tsunami-affected communities : A survey in Aceh Province, Indonesia. *Journal of Traumatic Stress*, 20, 263-269.

(21) Stroebe, M., Schut, H. and Stroebe, W. (2007) Health outcomes of bereavement. *The Lancet*, 370. 1960-1973.

第3章

（1） 厚生労働省 地域におけるうつ対策検討会（二〇〇四）「地域におけるうつ対策検討会報告書」。http://www.mhlw.go.jp/shingi/2004/01/s0126-5.html

（2） 厚生労働省 介護予防マニュアルの改訂に関する研究班（二〇〇九）「介護予防マニュアル（改訂版）」http://www.mhlw.go.jp/topics/2009/05/tp0501-1.html

（3） 内閣府 中山間地等の集落散在地域における地震防災対策に関する検討会（二〇〇五）「中山間地等の集落散在地域における地震防災対策に関する検討会 提言」http://www.bousai.go.jp/kohou/oshirase/h17/pdf/chusankan_teigen.pdf

（4） 大野裕（二〇〇〇）平成11-12年度厚生科学研究費補助金障害保健福祉総合研究事業「うつ状態のスクリーニングとその転機としての自殺の予防システム構築に関する研究」研究報告書。

（5） 坂入洋右・征矢英昭（二〇〇三ａ）「新しい感性指標——運動時の気分測定」『体育の科学』五三巻、八四五-八五〇頁。

（6） 坂入洋右・徳田英次・川原正人・谷木龍男・征矢英昭（二〇〇三ｂ）「心理的覚醒度・快適度を測定する二次元気分尺度の開発」『筑波大学体育科学系紀要』二六巻、二七-三六頁。

第4章

（1） Balaban, C. D., Jacob, R. G. and Furman, J. M. (2011) Neurologic bases for comorbidity of balance disorders, anxiety disorders and migraine : Neurotherapeutic implications. *Expert Review of Neurotherapeutics*, 11, 379-394.

（2） Ehring, T., Razik, S. and Emmelkamp, P. M. (2011) Prevalence and predictors of posttraumatic stress disorder, anxiety, depression, and burnout in Pakistani earthquake recovery workers. *Psychiatry Research*, **185**, 161–166.
（3） Goto, F., Kabeya, M., Kushiro, K. et al. (2011) Effect of anxiety on antero-posterior postural stability in patients with dizziness. *Neuroscience Letters*, **487**, 204–206.
（4） Kapoula, Z., Yang, Q., Lê T. T. et al. (2011) Medio-lateral postural instability in subjects with tinnitus. *Frontiers in Neurology*, **2**, 35.
（5） Kato, H., Asukai, N., Miyake, Y. et al. (1996) Post-traumatic symptoms among younger and elderly evacuees in the early stages following the 1995 Hanshin-Awaji earthquake in Japan. *Acta Psychiatrica Scandinavica*, **93**, 477–481.
（6） Minor, L. B., Schessel, D. A. and Carey, J. P. (2004) Ménière's disease. *Current Opinion in Neurology*, **17**, 9–16.
（7） Orrell, A. J., Eves, F. F. and Masters, R. S. (2006) Motor learning of a dynamic balancing task after stroke : Implicit implications for stroke rehabilitation. *Physical Therapy*, **86**, 369–380.
（8） Pollack, A. and Bradsher, K. (2011) In Japan, aftershocks are also felt from within. *The New York Times* (www.nytimes.com/2011/04/14/world/asia/14quake.html)
（9） Pompeiano, O., Manzoni, D., D'Ascanio, P. et al. (1994) Noradrenergic agents in the cerebellar vermis affect adaptation of the vestibulospinal reflex gain. *Brain Research Bulletin*, **35**, 433–444,.
（10） Redfern, M. S., Furman, J. M. and Jacob, R. G. (2007) Visually induced postural sway in anxiety disorders. *Journal of Anxiety Disorders*, **21**, 704–716.

第5章

（1） 助けあいジャパン（二〇一三）「数字で知る復興のいま」。
http://tasukeaijapan.jp/?p=32483（二〇一五年一〇月二日アクセス）

第6章

（1） 大規模災害時等に係る惨事ストレス対策研究会編（二〇一三）「大規模災害時等に係る惨事ストレス対策研究会報告書」。

（2）長谷川啓三・若島孔文編（二〇一五）『大震災からのこころの回復――リサーチ・シックスとＰＴＧ』新曜社。
（3）報道人ストレス研究会編（二〇一一）『ジャーナリストの惨事ストレス』現代人文社。
（4）http://saigai-kokoro.ncnp.go.jp/pdf/who_pfa_guide.pdf
（5）http://www.human.tsukuba.ac.jp/~ymatsui/disaster_manual_list.html
（6）兵庫県精神保健協会こころのケアセンター（二〇〇〇）「災害救援者の心理的影響に関する調査研究報告書――阪神・淡路大震災が消防職員に及ぼした長期的影響」。
（7）加藤寛（二〇〇九）『消防士を救え！――災害救援者のための惨事ストレス対策講座から』東京法令出版。
（8）河原れん（二〇一二）『ナインデイズ――岩手県災害対策本部の闘い』幻冬舎。
（9）前田潤（二〇一一）「被災地の自治体職員として「選ばれた」意味を考える」『地方公務員 安全と健康フォーラム』八〇号、五-七頁。
（10）松井豊編（二〇〇九）『惨事ストレスへのケア』おうふう。
（11）松井豊監修（二〇一一）『惨事ストレスに負けない災害時のこころの健康法――セルフケアと組織対策』財団法人地方公務員安全衛生推進協会。
（12）髙橋幸子・桑原裕子・松井豊（二〇一四）「東日本大震災で被災した自治体職員の急性ストレス反応」『ストレス科学研究』二九巻、六〇-六七頁。

第7章

（1）安渓遊地・宮本常一（二〇〇八）『調査されるという迷惑――フィールドに出る前に読んでおく本』みずのわ出版。
（2）宮本匠（二〇一二）「復興を可視化する――見えない復興を見えるように」藤森立男・矢守克也編『復興と支援の災害心理学――大震災から「なに」を学ぶか』福村出版。
（3）似田貝香門・村井雅清編（二〇一五）『震災被災者と足湯ボランティア――「つぶやき」から自立へと向かうケアの試み』生活書院。
（4）Pennebaker, J. W. (1989) Confession, inhibition, and disease. In L. Berkowitz (Ed.) *Advances in Experimental Social Psychology*. 22, pp. 211-244, Academic Press, New York.
（5）佐藤郁哉（二〇〇二ａ）『フィールドワークの技法――問いを育てる、仮説をきたえる』新曜社。

（6）佐藤郁哉（二〇〇二b）『組織と経営について知るための実践フィールドワーク入門』有斐閣。
（7）佐藤郁哉（二〇一五）『社会調査の考え方㊦』東京大学出版会。
（8）田村圭子・林春男・立木茂雄・木村玲欧（二〇〇一）「阪神・淡路大震災からの生活再建7要素モデルの検証――2001年京大防災研復興調査報告」『地域安全学会梗概集』三巻、三三‐四〇頁。

村上　典子（むらかみ　のりこ）

1987年　関西医科大学医学部卒業

現　在　神戸赤十字病院心療内科部長，医学博士

小西　聖子（こにし　たかこ）

1992年　筑波大学大学院医学研究科博士課程修了

現　在　武蔵野大学人間科学部・大学院人間社会研究科人間学専攻教授，心理臨床センター教授，博士（医学）

著　書　『犯罪被害者の心の傷［増補新版］』2006 年 白水社，『新版 トラウマの心理学——心の傷と向きあう方法』2012 年 NHK 出版　他

【第 3 章】熊本　圭吾（くまもと　けいご）

2001年　東北大学大学院医学系研究科障害科学専攻博士後期課程修了

現　在　長野保健医療大学保健科学部教授，博士（障害科学）

【第 4 章】本間　元康（ほんま　もとやす）

2008年　立教大学大学院現代心理学研究科博士号取得

現　在　昭和大学病院心理員，博士（心理学）

【第 5 章】島津　明人（しまず　あきひと）

2000年　早稲田大学大学院文学研究科心理学専攻博士課程修了

現　在　東京大学大学院医学系研究科精神保健学分野准教授，博士（文学）

著　書　『災害時の健康支援——行動科学からのアプローチ』（共編著）2012 年 誠信書房，『職場のストレスマネジメント——セルフケア教育の企画・実施マニュアル』（編著）2014 年 誠信書房，『ワーク・エンゲイジメント——ポジティブ・メンタルヘルスで活力ある毎日を』2014 年 労働調査会　他

【第 6 章】松井　豊（まつい　ゆたか）

編者紹介参照

【第 7 章】水田　恵三（みずた　けいぞう）

1983年　東北大学大学院文学研究科博士課程前期修了

現　在　尚絅学院大学人間心理学科教授

著　書　『あのとき避難所は——阪神・淡路大震災のリーダーたち』（共編著）1998 年 ブレーン出版　他

■編者紹介

安藤　清志（あんどう　きよし）

1979年　東京大学大学院人文科学研究科博士課程満期退学

現　在　東洋大学社会学部社会心理学科教授，文学博士

著　書　『新版 社会心理学研究入門』（共編著）2009 年 東京大学出版会，『自己と対人関係の社会心理学——「わたし」を巡るこころと行動』（編著）2009 年 北大路書房　他

松井　豊（まつい　ゆたか）

1982年　東京都立大学大学院博士課程単位取得退学

現　在　筑波大学人間系教授，文学博士

著　書　『改訂新版 心理学論文の書き方——卒業論文や修士論文を書くために』2010 年 河出書房新社，『生涯発達の中のカウンセリングⅣ——看護現場でいきるカウンセリング』（編著）2014 年 サイエンス社　他

■執筆者紹介

【第 1 章】**永田　素彦**（ながた　もとひこ）

1995年　京都大学大学院人間・環境学研究科修士課程修了

現　在　京都大学大学院人間・環境学研究科准教授，博士（人間・環境学）

著　書　Shaw, R. and Takeuchi, Y. (eds.) (2012) *East Japan Earthquake and Tsunami: Evacuation, Communication, Education and Volunteerism.* Research Publishing Services, Singapore（分担執筆），『東日本大震災からの復興（2）がんばる のだ——岩手県九戸郡野田村の地域力』（共編）2015 年 弘前大学出版会　他

【第 2 章】**伊藤　正哉**（いとう　まさや）

2007年　筑波大学大学院人間総合科学研究科博士課程修了

現　在　国立精神・神経医療研究センター認知行動療法センター研修指導部研修普及室室長，博士（心理学）

著訳書　『こころを癒すノート——トラウマの認知処理療法自習帳』（共著）2012 年 創元社，『現代の認知行動療法——CBT モデルの臨床実践』（共訳）2012 年 診断と治療社，『エモーション・フォーカスト・セラピー入門』（共監訳）2013 年 金剛出版　他

中島　聡美（なかじま　さとみ）

1993年　筑波大学大学院博士課程医学研究科環境生態系専攻修了

現　在　公立大学法人福島県立医科大学ふくしま国際医療科学センター放射線医学県民健康管理センター特命准教授，博士（医学）

著　書　『PTSD の伝え方——トラウマ臨床と心理教育』（共著）2012 年 誠信書房，『アタッチメントの実践と応用——医療・福祉・教育・司法現場からの報告』（共著）2012 年 誠信書房　他

心理学叢書《しんりがくそうしょ》
地域《ちいき》と職場《しょくば》で支《ささ》える被災地《ひさいち》支援《しえん》——心理学《しんりがく》にできること

2016年6月10日　第1刷発行

監修者　日本心理学会
編　者　安藤清志
　　　　松井　豊
発行者　柴田敏樹

発行所　株式会社　誠信書房
〒112-0012 東京都文京区大塚3-20-6
電話 03（3946）5666
http://www.seishinshobo.co.jp/

印刷／中央印刷　製本／協栄製本
検印省略　落丁・乱丁本はお取り替えいたします
ISBN978-4-414-31116-7 C1311　Printed in Japan

心理学叢書

SHINRIGAKU SOSHO

日本心理学会が贈る，
面白くてためになる心理学書シリーズ

近刊

安藤清志・松井 豊編
近刊

『震災後の親子を支える』

避難先の学校で対人関係に悩む子ども，避難先で地域になじめず戸惑う家族，原発事故で仮設住宅に住むストレス，さらには放射能汚染がもたらす心理的問題に，心理学の専門家はどのようにアプローチできるのか。東日本大震災における具体的な活動例と調査結果を通じて考える。

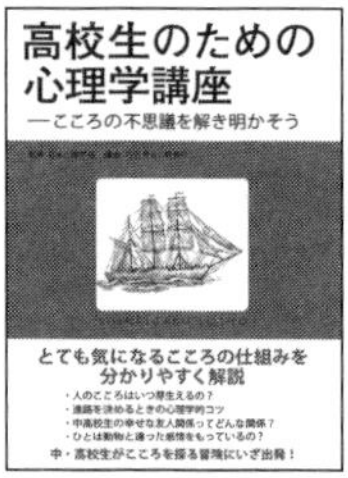

内田伸子・板倉昭二編
定価(本体1800円+税)

『高校生のための心理学講座 ――こころの不思議を解き明かそう』

心理学の世界を高校生にも分かりやすく楽しく紹介する。赤ちゃん，おサル，ロボットの実験を通して，人の心の仕組みが手に取るように理解できる。また事実を適切に批判して嘘を見抜く方法など，若者の実生活で役立つ情報が豊富に盛り込まれている。

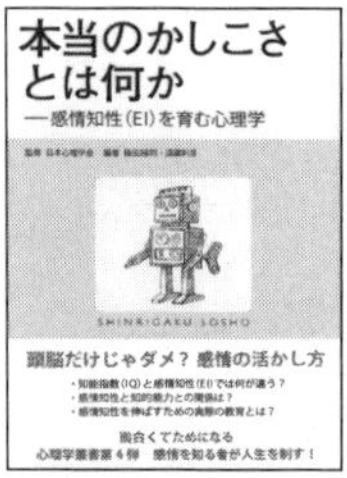

箱田裕司・遠藤利彦編
定価(本体2000円+税)

『本当のかしこさとは何か ――感情知性（EI）を育む心理学』

自分と他者の感情を正しく取り扱う能力――感情知性（EI）。いくら頭の回転が速くても，感情を適切に取り扱えなければ成功することはできない。そこで本書は実際のEI測定実験と国内外の教育プログラムを具体的に紹介！ 実例と科学をもとに感情の活かし方を解説する。

各巻　A5判並製